中医护理技术丛书

急性乳腺炎与乳腺增生

主编◎陈 宏

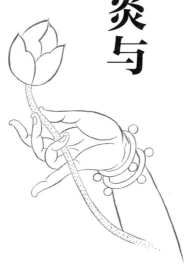

中国健康传媒集团
中国医药科技出版社

U0286249

内 容 提 要

本书是一本关于中医护理急性乳腺炎和乳腺增生的图书，详细介绍了急性乳腺炎和乳腺增生的中医护理技术，如手法按摩排乳技术、砭石治疗技术、耳穴贴压技术、皮内针技术、刺络放血拔罐技术、放血疗法、中药外敷技术、中药塌渍技术、乳腺中药膏摩技术、悬灸技术、隔物灸技术。本书还附有中医护理实践案例，理论与实践相结合，内容规范、丰富、实用性强，有益于提升慢性胃炎中医护理标准化水平，适合各级医疗机构中医科护理人员参考阅读。

图书在版编目（CIP）数据

急性乳腺炎与乳腺增生 / 陈宏主编 . —北京：中国医药科技出版社，2023.10
　（中医护理技术丛书）
　ISBN 978-7-5214-4134-5

　Ⅰ . ①急… 　Ⅱ . ①陈… 　Ⅲ . ①乳房炎—中医学—护理学 ②乳腺增生—中医学—护理学 　Ⅳ . ① R248.3

中国国家版本馆 CIP 数据核字（2023）第 172800 号

美术编辑　陈君杞
版式设计　也　在

出版　**中国健康传媒集团** | 中国医药科技出版社
地址　北京市海淀区文慧园北路甲 22 号
邮编　100082
电话　发行：010-62227427　邮购：010-62236938
网址　www.cmstp.com
规格　880 × 1230mm $^1/_{32}$
印张　9
字数　203 千字
版次　2023 年 10 月第 1 版
印次　2023 年 10 月第 1 次印刷
印刷　北京市密东印刷有限公司
经销　全国各地新华书店
书号　ISBN 978-7-5214-4134-5
定价　59.00 元

获取新书信息、投稿、为图书纠错，请扫码联系我们。

《急性乳腺炎与乳腺增生》
编委会

主　编　陈　宏

副主编　李苏娜　刘可欣　邓建华

编　者（以姓氏笔画为序）

邓建华　刘可欣　李苏娜　何　静

陈　宏　范东盼　郑睿文

前　言

　　本书讲解了急性乳腺炎和乳腺增生的病因病机、临床表现、辨证施护、健康教育、中医护理技术及中医护理实践案例等内容。其中"中医护理技术"一章列举了手法按摩排乳技术、砭石治疗技术、耳穴贴压技术、皮内针技术、刺络放血拔罐技术、放血疗法、中药外敷技术、中药塌渍技术、乳腺中药膏摩技术、悬灸技术、隔物灸技术等11项中医护理技术，图文并茂，并且有配套的操作视频，易懂、易学、易操作；中医护理实践案例章节列举了急性乳腺炎乳房局部红、肿、热、痛，乳腺增生，乳房疼痛等临床症状，分别从临床表现、护理评估、护理诊断、常规护理和中医特色护理、护理效果评价等方面进行详细描述。

　　本书的编写和视频拍摄，均来自于临床一线优秀护理专家，确保了编写的水平，但也难免有疏漏或不足，敬请各位专家和同行提出宝贵意见和建议。

编者

2023 年 9 月

目录

第一章
急性乳腺炎
概述

急性乳腺炎是乳房的急性化脓性感染，绝大部分发生在产后哺乳的妇女，尤以初产妇多见，发病常在产后3~4周。属中医"乳痈"范畴。

乳痈是由热毒侵入乳房所引起的一种急性化脓性病证，其特点是乳房局部结块，红肿热痛，伴有全身发热，且容易"传囊"。本病好发于产后1个月以内的哺乳妇女，尤以初产妇多见。也可在怀孕期，或非哺乳期及非怀孕期发生。根据本病发病时期的不同，可将乳痈分为三种：在怀孕期发生的称内吹乳痈，在哺乳期发生的称外吹乳痈，在非哺乳期和非怀孕期发生的称不乳儿乳痈。临床上以在哺乳期发生的外吹乳痈最为常见。

西医学认为本病多因产后抵抗力下降，乳头破损，细菌沿淋巴管、乳管侵入乳房，继发感染而成。致病菌多为金黄色葡萄球菌，其次为白色葡萄球菌、大肠埃希菌。

一、历史沿革

晋代《刘涓子鬼遗方》首次提出了乳痈的病名。隋代《诸病源候论》曰："此由新产后，儿未能饮之，及饮不泄，或断儿乳，捻其乳汁不尽，皆令乳汁蓄积，与气血相搏，即壮热、口渴引饮，牢强㿏痛，手不得近也……"描述了乳痈的病因病机及临床表现。及至唐代《外台秘要》中提及"乳急痛，手不得近，成妒乳，非痈也方"，指出妒乳与乳痈为两种不同的疾病。宋代《妇人大全良方》分列有"产后催奶方论""产后妒乳方论""乳痈方论"等，其曰："吹奶、妒乳、乳痈，其实则一，只分轻重而已，轻则为催奶、妒乳，重则为痈"，对乳痈的认识又进了一步。"外吹"之名则首见于明代申斗垣所著《外科启玄》，此后也沿用外吹之名，同时期陈实功在《外科正宗》中也提及乳痈有内吹及外吹之分，指出"有儿吃乳名外吹"，并记载使用牛蒡子汤、橘叶散内服治疗本病。清代《医宗金鉴》《外科理例》既描述了乳痈的症状，又指出脓成宜早期切开，否则有传囊之变。

二、病因病机

1 **乳汁瘀积** 是最常见的原因。乳头短小、扁平、凹陷等乳头发育不良的异常生理结构导致乳汁流动速度的减慢、乳汁内物质的沉积，容易妨碍乳汁的溢出，从而导致乳汁排泄不畅、乳房内乳汁瘀积的现象。乳腺导管发育异常者，乳汁内颗粒性物质更易堆积，乳腺导管细窄、走形扭曲或乳管分支较多者容易导致乳汁引流不通，从而使乳汁反复瘀积，进而促使了炎症的发生。

初产妇乳头较易破碎，或乳头先天性畸形、内陷，影响充分哺乳；或哺乳方法不当，或乳汁多而少饮，或断乳不当，均可出现乳汁瘀积，导致乳络阻塞成块，郁久化热酿脓，形成痈肿。

2 **肝郁胃热** 女子乳头属肝，乳房属胃。妇女产后情志不畅，肝气郁结，乳络不通，乳汁瘀积成块；或产后饮食不节，脾胃运化失司，湿热蕴结于胃络，气血凝滞，阻塞乳络，形成乳痈。

3 **感受外邪** 是乳痈发生的重要原因。产后体虚汗出，或露胸哺乳外感风邪，或乳儿含乳而睡，口中热毒之气侵入乳孔，均可使乳络郁滞不通，化热成痈。

另外，妊娠期间，胎气上冲，气机失于疏泄，与邪热结于阳明之络，而成内吹乳痈。妇女在非哺乳期给儿女假吸，可诱发不乳儿乳痈。

乳痈病位在乳房，与肝、胃等脏腑密切相关。基本病机为肝经气滞、胃经郁热、结于乳络。证候有虚有实，实者因乳汁阻塞乳管或外邪入侵而表现的实证、热证；虚者因部分产后患者仍未复元，有气虚、血虚的表现，但病理性质以实证、热证为主。本病多数病程较短，预后良好，但若治疗不当，也会使病程迁延，可形成传囊乳痈、乳漏。

三、诊断与鉴别诊断

1. 中医诊断

（1）初期乳房内有疼痛性肿块，皮肤不红或微红，排乳不畅，可有乳头破裂糜烂。化脓时乳房肿痛加重，肿块变软，有应指感，溃破或切开引流后，肿痛减轻。如脓液流出不畅，肿痛不消，可有"传囊"之变。溃后不收口，渗流乳汁或脓液，可形成乳漏。

（2）多有恶寒发热、头痛、周身不适等症。

（3）患侧腋下可有臖核肿大疼痛。

（4）患者多数为哺乳妇女，尤以未满月的初产妇为多见。

2. 西医诊断

（1）多发生在初产妇的哺乳期，尤其是产后第三或第四周。

（2）初期乳房肿胀、疼痛、结块，皮肤不红或微红，乳汁分泌不畅，或伴有高热、寒战。

（3）中期肿块变硬，有压痛，皮肤发红，常在短期内软化，形成脓肿。

（4）患侧乳房肿大，局部红、肿、热、痛，有搏动性疼痛，在哺乳时更剧。

（5）患侧腋下淋巴结肿大。

（6）白细胞及中性粒细胞计数增多。

（7）多为金黄色葡萄球菌感染，链球菌少见。

（8）病程往往延时甚久，严重的可并发全身化脓性感染。

3. 鉴别诊断

乳岩（炎性乳腺癌）

多见于中青年妇女，尤其是在妊娠期或哺乳期。患乳迅速肿胀变硬，常累及乳房的 1/3 以上，尤以乳房下半部为甚。病变局部皮肤呈暗红或紫红色，皮肤肿胀增厚有韧硬感，毛孔深陷呈橘皮样改变，局部不痛或轻压痛。同侧腋窝淋巴结明显肿大，质硬固定。全身症状较轻，体温正常，白细胞计数不高，抗炎治疗无效。进展较快，预后不良。

乳痈（急性乳腺炎）

为乳腺急性化脓性病证，好发人群为哺乳期妇女，临床诊断为乳房肿痛，白细胞明显升高。全身症状为恶寒发热、头痛、周身不适。及时治疗，预后良好。

四、证候分型

1. 气滞热壅证

乳汁郁结成块，皮色不变或微红，皮肤不热或微热，肿胀疼痛，或伴有恶寒发热、头痛、全身酸楚、口渴、便秘。苔薄，脉数。

2. 热毒炽盛证

患乳肿块不消或逐渐增大，乳房肿痛加重，皮肤焮红灼热，肿块变软，有应指感，或溃后脓出不畅，红肿热痛不消，有"传囊"现象，壮热，口渴，便秘，溲赤。舌红，苔黄，脉洪数。

3. 正虚毒恋证

溃脓后，乳房肿痛虽轻，但疮口脓水不断，脓汁清稀，愈合缓慢或形成乳漏，全身乏力，面色少华，或低热不退，饮食减少。舌淡，苔薄，脉弱无力。

五、临床表现

多见于产后 3~4 周的哺乳期妇女。

1. 初起常有乳头皲裂，哺乳时乳头刺痛，伴有乳汁郁积或结块，乳房局部肿胀疼痛，皮色不红或微红，皮肤不热或微热。或伴有全身不适、恶寒发热、食欲不振、脉滑数。乳房的疼痛感和胀满感常常是本病最早也是最常出现的症状，触诊会感到这一区域的乳房质地较其他区域为硬；与此同时或稍晚一些时候，患侧乳房还可能出现局部皮肤皮色变红、皮温变高等症状；最后，由于对本病的失治误治等原因，一部分患者会出现高热寒战、骨节酸疼、情绪烦躁、大汗大渴、纳食不佳、大便燥结、舌质红苔色黄、脉浮或弦数等全身性流感样表现。此时证属疾病初起的正邪相搏阶段，外吹乳痈的疾病表现较为典型。

2. 成脓患乳肿块逐渐增大，局部疼痛加重，或有鸡啄样疼痛，皮肤焮红灼热。同侧腋窝淋巴结肿大压痛；病情进一步发展，肿块中央渐渐变软，按之应指有波动感，穿刺可抽吸出脓液，有时脓液可从乳窍中流出。全身症状加剧，壮热不退，口渴思饮，小便短赤，舌红苔黄腻，脉洪数。在这些乳房局部和全身症状加重的过程中，此期最为明显的特征就是乳房内部邪热壅滞日久，热毒集聚成脓，乳房内部乳汁与脓液并存，更伤机体正气，使得外部病邪有机可乘，病邪更加深入机体，使得疾病彻底由乳房的局部病变，加重演变为全身性疾病。

3. 溃后脓肿成熟可破溃出脓，或手术切开排脓。若脓出通畅，则肿消痛减，寒热渐退，疮口逐渐愈合。若溃后脓出不畅，肿势不消，疼痛不减，身热不退，可能形成袋脓，或脓液波及其他乳络形成传囊乳痈。亦有溃后乳汁从疮口溢出，久治不愈，形成乳漏者。在成脓期大量使用抗生素或过用寒凉中药，常可见肿块消散缓慢，或形成僵硬肿块，迁延难愈。

六、实验室及辅助检查

血常规检查可有白细胞总数及中性粒细胞比例增高。深部脓肿可行 B 超检查，明确脓肿的大小、位置、单房或多房等情况，以利于治疗方案的确定。脓液细菌培养及药敏试验有助于确定致病菌种类，指导选择抗生素治疗。

七、治疗

乳痈治疗强调及早处理，以消为贵。郁滞者以通为主，成脓者以彻底排脓为要。对并发脓毒症者，及时采用中西医结合综合疗法。

1. 辨证论治

（1）气滞热壅

①证候表现：多见于本病初期，乳汁郁结成块，皮色不变或微红，皮肤不热或微热，肿胀疼痛，或伴有恶寒发热、头痛、全身酸楚、口渴、便秘。苔薄，脉数。

②证候分析：情志抑郁，肝失条达或胃热，气滞血凝，经络受阻，壅结成痈，故见乳房内出现界限不明显的肿块；初病尚未化热，故皮色不变或微红，皮肤不热或微热；气血与乳汁凝滞，则排乳不畅，肿胀疼痛；邪热内盛，正邪交争，营卫失和，则伴恶寒发热、头痛、全身感觉不适等症；口渴、便秘、脉数，均为热象。

③治法：疏肝清胃，通乳消肿。

④方药：瓜蒌牛蒡汤加减。乳汁壅滞者，加王不留行、路路通、漏芦等；肿块明显者，加当归、赤芍、桃仁等。

（2）热毒炽盛

①证候表现：患乳肿块不消或逐渐增大，乳房肿痛加重，皮肤焮红灼热，肿块变软，有应指感，或溃后脓出不畅，红肿热痛不消，有"传囊"现象，壮热，口渴，便秘，溲赤。舌红，苔黄，脉洪数。

②证候分析：蓄乳不散成块，故乳房肿块渐大，硬结明显；蓄乳与阳明之热相搏，故皮肤焮红，高热疼痛，热盛肉腐则成脓，故乳房肿痛加剧，继之结块中软，有应指感；若破溃或切开排脓后引流不畅，则热毒之邪未能尽祛，局部肿痛难消，可有"传囊"现象；邪热炽盛，故壮热不退；热盛伤津，则口渴喜饮，便秘溲赤；舌红，苔黄，脉洪数，均为热毒炽盛之象。

③治法：清热解毒，托里透脓。

④方药：透脓散加味。热甚者，加生石膏、知母、金银花、蒲公英等；口渴甚者，加天花粉、鲜芦根等。

（3）正虚毒恋

①证候表现：溃脓后，乳房肿痛虽轻，但疮口脓水不断，脓汁清稀，愈合缓慢或形成乳漏，全身乏力，面色少华，或低热不退，饮食减少。舌淡，苔薄，脉弱无力。

②证候分析：脓成破溃后，脓毒尽泄，肿痛消减；但若素体本虚，溃后脓毒虽泄，气血俱虚，故收口缓慢或形成乳漏；气血虚弱，可见乏力，面色少华，低热，食欲减少；舌淡，苔薄，脉弱无力，均为本虚之象。

③治法：益气和营托毒。

④方药：托里消毒散加减。

2. 外治疗法

（1）初起（郁滞期）

乳汁郁滞致乳房肿痛、乳房结块者，可进行乳房按摩，以疏通乳络。先轻揪乳头数次，然后从乳房四周轻柔地向乳头方向按摩，将郁滞的乳汁渐渐推出。可用金黄散或玉露散外敷；或用鲜菊花叶、鲜蒲公英、仙人掌去刺捣烂外敷；或用六神丸研细末，适量凡士林调敷；亦可用50%芒硝溶液湿敷。

①推拿：推拿现在仍作为乳痈早期最常选用的医治方式之一，可使血液及淋巴循环增快的同时加快机体的新陈代谢，通过促进炎性产物的分解与排出，使炎症得以吸收。早期推拿介入，可使肿块尽快消散，通过让瘀滞的输乳管恢复功能，达到输出积乳之目的。瘀积的乳汁排出后可去除感染的乳腺内环境，有助于急性乳腺炎的尽早恢复。

②针刺疗法：针刺疗法是外吹乳痈郁滞期外治法中的常用方法，针刺疗法具有简便验廉、无毒副作用、不影响哺乳的优势，且具有抗炎镇痛等作用。外吹乳痈临床发病最常见于情志不畅，肝郁气滞而致乳络阻塞不通，乳汁郁积，郁久化热酿脓成痈。主张从肝论治，提出采用"疏泻厥阴"之法，通过调畅气机之法，达祛壅滞积热、宣通乳络之功，最终起到治疗外吹乳痈的作用。临床中常取期门、行间、内关、少府、肩井5穴进行常规针刺，并配合乳房局部浅刺、围刺，以起到疏导厥阴之气，泻厥阴久郁之热的功效。还有给予患者行针刺合温针灸治疗，取结块局部围刺，并以天池、膺窗、膻中、中脘、天宗、肩井、膈俞穴为主穴及辨证配穴针刺治疗，局部红肿疼痛者施

温针灸，隔日1次，对外吹乳痈郁滞期效果显著。另有酒灸法，属于灸法的范畴，也是传统中医特色疗法之一。用特制中药药酒对患者患部进行酒灸，药酒以当归、川芎、土鳖虫、三七、乳香、没药等12味药配制而成，以化瘀解毒、消肿散结为治则治疗乳痈有明显效果。

③刮痧疗法：刮痧疗法具有活血化瘀、舒筋通络等功效，若以药物为介质刮痧还可通过药物本身透皮作用，借助刮痧促进药物的吸收。刮痧法治疗乳痈，采用金黄膏结合刮痧按摩，用面刮法依次由乳房四周向乳晕区中心刮痧，乳房肿块区域着重刮痧，并结合推揉挤通手法按摩。取双侧天宗、肩井、肝俞、胃俞，肩井穴由内向外刮，天宗、肝俞、胃俞均由上而下刮，结合点揉法。

④火针、刺血拔罐疗法：火针可以以热引热，引火毒外出；刺血拔罐可以加强刺血泻热的治疗作用，给予毫火针针刺联合膏肓俞刺血拔罐治疗，毫火针取穴：患侧乳房以乳头为中心，沿整个乳房周围刺，每隔1.5~2.0cm刺一下，迅速垂直刺入、出针，深度大约为1mm；膻中、中脘、乳根穴针刺3~4下，然后在膻中、中脘、双侧腋下、双侧胁肋部、锁骨下窝处，迅速拔罐，并留罐5分钟；膏肓俞刺血拔罐：取患侧膏肓俞消毒后点刺三下，然后在其上迅速拔罐，并留罐5分钟。每日1次，治疗3次。治疗结束后，症状体积积分、乳房疼痛及肿块方面有明显效果。

⑤艾灸疗法：《外科正宗·痈疽治法总论》中说："凡疮七日以前，形势未成，元气未弱，不论阴阳、表里、寒热、虚实，俱当先灸。轻者使毒气随火而散，重者拔引郁毒，通彻内外。"可见艾灸在乳痈初期治疗中具有良好的效果。可取乳根

穴和阿是穴,发热加曲池穴和合谷穴,灸至有灼痛感、皮肤红晕但不起疱为宜,每穴灸一壮,每天一次。还可取膻中、乳根、阿是穴(局部硬结疼痛处),发热明显者加大椎和曲池,每次灸15分钟,以局部皮肤红晕而不起疱为度,可肿痛明显减轻。

(2)成脓

脓肿形成时,应在波动感及压痛最明显处及时切开推脓。切口应按乳络方向并与脓腔基底大小一致,切口位置应选择脓肿稍低的部位,使引流通畅而不致形成袋脓,并应避免手术损伤乳络形成乳漏。若脓肿小而浅,可用针吸穿刺抽脓或用火针刺脓。

(3)溃后

穿刺引流:①脓腔小于3cm、脓液量较少,治疗首选超声引导下脓肿穿刺冲洗术,穿刺后1~2天,依据患者病情和超声复查情况确定是否进行重复穿刺,以局部炎性症状消失,超声检查无明显液性暗区为治愈标准。注意观察脓液的量、色、质、气味以及有无乳汁排出,并外敷金黄膏,有利于创口愈合。②脓腔大于3cm、脓腔内坏死组织多、脓液黏稠、分隔,穿刺冲洗困难或穿刺引流后感染症状不能有效控制者,给予小切口置管冲洗引流术,观察引流管是否通畅、固定在位及引流液的量、色、质。引流液 ≤ 20ml,且引流液内无坏死组织或为纯乳汁时,可去除引流管,换药处理。③切开或针刺排脓后,用二八丹或九一丹提脓拔毒,并用药线引流,外敷金黄膏;待脓净仅有黄稠滋水时,改用生肌散收口,并可用红油膏或生肌玉红膏盖贴。如外敷药物引起过敏反应,应立即停用。

八、辨证施护

1. 辨证要点

乳痈证候有虚有实，实者因乳汁阻塞乳管，或外邪入侵，而表现实证、热证；虚者因部分产后患者，仍有气虚、血虚的表现，但病理性质总以实证、热证为主证。分清轻重缓急，以利于护理方案的确定。

2. 护治原则

以疏肝理气，通乳散结为原则，强调及早处理，以通为用，以消为贵。初起者宜疏肝清胃，通乳消肿；成脓者宜清热解毒，托里透脓；溃后者宜益气和营托毒。

3. 主要护理问题

（1）疼痛与乳络阻塞、不通则痛有关。

（2）壮热与乳汁瘀积日久化热，或肝郁胃热，或感受外邪、郁久化热有关。

（3）便秘与热盛伤津、肠失濡润有关。

（4）潜在传囊乳痈与脓液波及其他乳络有关。

（5）潜在乳漏与溃后乳汁从疮口溢出、久治不愈有关。

4. 护理措施

（1）病情观察

①密切观察痈的疮形、肿势、色泽、脓液、疼痛和全身症

状的变化，以辨别乳痈的证候分期。注意是否有袋脓、传囊乳痈、乳漏的出现。在溃后期，要观察脓液的色、质、量、气味。若溃后脓出不畅，肿势不消，疼痛不减，身热不退，可能形成袋脓，或脓液波及其他乳络形成传囊乳痈；亦有溃后乳汁从疮口溢出，久治不愈，形成乳漏。因此，应进行病情观察，便于预测和治疗。

②定时测量体温，做好记录。发热时可用温水及乙醇擦拭腋窝、腘窝、腹股沟等大动脉循行处。

（2）生活起居护理

①保持病室的空气新鲜，环境安静整洁，光线柔和，避免噪声。热证患者，保持室温凉爽；虚证患者，注意防寒保暖。

②注意休息，为患者提供舒适的床位，鼓励患者保持足够的休息和睡眠，适度活动，避免劳累。

③保持口腔、皮肤的清洁，可用淡盐水或金银花煎水漱口。患者暂停哺乳，定时用吸乳器吸尽乳汁，防止乳汁瘀积。保持大便通畅，大便秘结者，可进行腹部顺时针按摩，配合食用蜂蜜水等。

（3）饮食护理

①一般饮食：给予清淡、高维生素、低脂肪、易消化的饮食，如粥、面条、炒青菜等，避免辛辣油腻及鱼腥之物，如肥肉、烟酒、鱼虾等。鼓励患者多饮汤水，使乳源充足，乳汁不致浓稠难出。

②辨证施食：气滞热壅者，饮食以清淡、易消化为原则，如蔬菜粥、鸡蛋羹等；可用厚朴花3~5g泡水代茶饮以行气消肿止痛；忌油腻及刺激之品，如肥肉、葱、蒜等。热毒炽盛者，饮食稍偏凉，多饮水，宜食清热生津之品，如蔬菜、瓜果、清

凉饮料等；可饮蒲公英茶，有清热解毒、消肿散结之效，其制法是：将干燥蒲公英 75g 洗净，放入锅中，加入 1000ml 水煎煮后，滤除茶渣，待凉后即可饮用；忌辛辣刺激之品，如葱、蒜、姜、花椒、烧烤等。正虚毒恋者，排毒后久治难愈，排乳不畅，伴四肢乏力者，可给予营养丰富之品补益身体，如鲫鱼汤、猪肝汤、豆腐、牛奶等食物。

（4）情志护理

保持心情舒畅，使肝气条达，避免精神过度紧张。气滞热壅者，应避免情志过极；热毒炽盛者，应避免急躁、恼怒；正虚毒恋者，应保持心气平和。护理人员可通过与患者聊天、给患者听舒缓的音乐等方法，使其放松心情，消除患者的焦虑和抑郁，改善患者的精神状态。

（5）用药护理

①内服中药回乳时，注意中药汤剂宜温服（热毒炽盛者宜凉服），并记录断乳时间。

②局部给予清热解毒、消肿止痛类的中药外敷。初起：乳汁瘀滞，乳房肿痛初期，用鲜菊花叶、鲜蒲公英、仙人掌（去刺）捣烂外敷；或用六神丸研细末，加入适量凡士林调敷；也可用 50% 芒硝溶液湿敷。成脓：脓肿成熟时，应在波动感及压痛最明显处及时切开排脓，并外敷金黄膏。溃后：切开或针刺排脓后，用八二丹或九一丹提脓拔毒，并用药线引流，外敷金黄膏；待脓净仅有黄稠滋水时，改用生肌散收口，并可用红油膏或生肌玉红膏盖贴。如外敷药物引起过敏反应，应立即停用。

③必要时遵医嘱给予镇痛药物以缓解疼痛症状。

（6）中医护理技术的运用

①乳房按摩：先轻揪乳头数次，用五指从乳房四周轻柔地

向乳头方向按摩，将瘀积的乳汁推出，达到疏通乳络的作用。

②穴位按摩：取乳根、中脘、天枢、气海、肝俞、脾俞等穴进行推拿，手法为摩法、揉法、按法、拿法，有疏通经络、调和阴阳的作用；配合按压大椎、曲池、合谷等穴位，具有退热功效。

③火针刺脓：在脓腔的上方垂直或斜行刺入，得脓为度，而后抽脓，并外敷金黄膏，有利创口愈合。

④耳穴贴压：取肝、胸、乳腺、肾上腺、内分泌、枕等穴，可缓解疼痛。

⑤中医特色锻炼：如打太极拳、八段锦等，具有疏通经络、调畅气机、改善不良心理状态的作用。

九、健康教育

1. 产前准备

（1）乳汁分类

初乳是孕晚期和产后最初几天分泌的早期母乳。初乳质地黏稠，颜色微黄或透明，蛋白质含量较高，含有较多抗体和生长因子，能促进胎便的排出。初乳中的免疫球蛋白 SIgA 含量很高，能在婴儿的胃肠道上形成一层保护膜，帮助婴儿抵御致病微生物的侵害。初乳中的生长因子，能促进肠道屏障的成熟，帮助婴儿更好地适应子宫外的环境。如果初乳的乳汁带血色，通常要观察母亲乳头或乳房是否有疼痛或损伤。如果没有其他异常，那么可能就是"锈管综合征"。这在第一胎母亲产后最初几天中最为常见。由于乳腺组织和导管在孕期快速生长，可能触碰到毛细血管，并有部分红细胞残留在乳管中，因此能看到初乳呈现粉红、红或棕色，通常颜色会在几天内逐渐消退，恢复成乳汁本来的颜色。这样的乳汁也是无害的，可以正常母乳喂养。如果乳汁中的血色持续不退，需要及时前往医院就诊，以判断是否存在乳头/乳房损伤或乳腺潜在病变等问题，并针对性地进行处理。

过渡乳是初乳向成熟乳的过渡阶段，脂肪和乳糖含量逐渐增加，蛋白质浓度逐渐下降。

成熟乳是乳腺活化后分泌的乳汁，开始于产后2~3周，不同母亲转变为成熟乳的时间可能有所区别。成熟乳的分泌量多，颜色近乳白色。乳汁中的乳糖、脂肪含量高于初乳，而蛋白质水平低于初乳。

产后10个月以后分泌的乳汁称为晚乳。晚乳的奶量和营养成分逐渐减少，婴儿的饮食逐渐从全母乳向与成人相同的饮食结构转变。

（2）母乳喂养

哺乳是高等动物进化的特征之一，在人类发展历程中，母乳喂养是新生命诞生后接触社会的第一步，更是母代保护和繁殖子代最有效的措施与方式。不同生物物种的乳汁都是独一无二的，这是百万年进化所揭示的真理。母乳喂养不仅仅是单纯的营养物质的传递，更是决定了人类文化、社会结构的传承和延续。在哺乳过程中，母亲与孩子通过皮肤、体温、心跳、呼吸、眼神、语言等多种渠道和方式进行交流，增加了情感、关爱等生理学－心理学刺激。关于母乳喂养的研究也因此涉及到社会、人文、政策、生理、心理、基础与临床等各个层面。母乳是婴儿最理想的食物，含有多种营养成分和免疫因子，可保证婴儿生长发育及预防某些疾病的发生。美国儿科学会建议6个月内纯母乳喂养，随后配合辅食继续母乳喂养，并且根据母亲和婴儿双方的需要可继续喂养至1岁或更久，这些建议得到世界卫生组织和联合国儿童基金会的大力倡导。大量研究证明母乳喂养不仅有利于婴儿成长和发育，而且对母亲健康也有积极作用。

1）母乳喂养对于母亲的好处

①促进子宫和体形恢复：与奶粉喂养相比，母乳喂养能够加速母亲子宫恢复的速度，并帮助其迅速恢复体形。这是因为婴儿在吮吸母亲乳房的同时，乳头刺激会促进子宫的收缩，帮助子宫迅速恢复到妊娠前的大小，从而有效减少阴道出血问题的发生，能够更好地预防贫血。此外，母乳喂养可以帮助很多女性在分娩后更轻松地恢复体态，因为每日的乳汁分泌需要消耗其身体里近500千卡的热量，因此可以帮助女性消耗怀孕时累积的体内脂肪，促进身材的恢复。

②降低罹患乳腺癌的风险：科学研究表明，坚持母乳喂养可以降低乳腺细胞的增殖能力，抑制卵巢内雌性激素的过度分泌，因此可以降低女性罹患乳腺癌的概率，对于女性的身体健康十分有益。

③减轻家庭的经济负担：母乳喂养可以减少一部分奶粉、奶嘴、奶瓶等育婴产品的购买开支，也省去了洗刷奶瓶、冲泡奶粉等事项，产妇可以随时随地哺乳孩子。而母乳喂养的孩子身体也更健康，能够减少带孩子去医院看病带来的额外家庭开支。

④哺乳是有效的生育调节方法，并可延迟更年期的到来。中医认为女性的气血上行化为乳汁，下行为经血。哺乳期气血

大多上行化生乳汁，故怀孕的概率就降低了。而根据西医理论，婴儿吃奶多，母亲将分泌大量的泌乳素，也可导致怀孕概率降低。但仍建议母亲采取避孕措施避免非计划怀孕。

2）母乳喂养对于婴儿的好处

①促进营养吸收：与奶粉相比，母乳中含有天然的生化酶和乳清，其是婴儿肠道健康的重要"保护伞"，能够促进婴儿对于营养物质的消化与吸收，防止出现不耐受反应，因此母乳婴儿的大便大多非常通畅且很少出现腹泻的问题。婴儿的肾脏排泄功能以及肠胃消化功能还未完全发育，对于过量的矿物质以及蛋白质并不能更好地吸收，因而牛奶中的蛋白质以及矿物质会有一半被排泄出去，而母乳中的蛋白质含量虽然不如牛奶，但是却更能被婴儿吸收。

②增强婴儿的抵抗力：母乳中含有婴儿所需要的免疫球蛋白、乳铁蛋白等，这些特有的活性物质均含有一定的杀菌成分，能够赋予婴儿天然的抗体，提高婴儿抵抗外界病毒的能力，因此可以阻止有害细菌和病毒在婴儿尚未成熟的身体里滋长，也可以使婴儿的一些轻微疾病不药而愈。成长发育所需的全部营养，母乳都搭配得刚刚好，未饱和脂肪酸量也较高，钙磷比例适宜，糖类以乳糖为主，更有利于婴儿吸收钙质以及锌和铁，不易引起坏死性小肠结肠炎，并且不会增加婴儿消化及排泄的负担。此外，母乳还含有多种矿物质和维生素以及有助于消化吸收的酶，配方奶虽然能够大致模仿母乳的营养组成，但是无法完全复制母乳中特有的酶、抗体、促生长因子等珍贵成分，因此为婴儿健康成长提供的保障自然不如母乳。

③增加亲子之间的感情：母乳喂养对婴儿和母亲心理和情感的益处同样不逊于对身体方面的益处，哺乳可提供亲子间肌肤

相亲的机会，因此是最能增进母亲和婴儿之间感情的事情。当婴儿嗷嗷待哺的时候，母亲的温柔触碰和熟悉气息，能让他们迅速安定下来，获得满满的安全感和依赖感，这种在襁褓中形成的默契，会影响孩子与母亲一生中的感情和关系；同时，婴儿的吮吸也会刺激母亲体内激素水平，增加母亲的母爱感，使她们在照顾婴儿中获得更多的快乐和自信。

3）不宜母乳喂养的情况

母亲是活动性肺结核患者，不能给孩子喂奶（即使孩子接种了"卡介苗"）。母亲有乙型病毒性肝炎（乙肝），专家建议：乙肝大三阳，不能喂母乳；单纯乙肝携带者，可以母乳喂养；小三阳是否可以，目前有争议，建议查核心抗体滴度或 DNA，如病毒量很低，或没有病毒复制，则可喂母乳，出生后应尽快注射乙肝疫苗。如果母亲有心脏病或肾病，体力与精力允许是可以的。母亲糖尿病服药、甲状腺功能低下需要治疗就不要喂；使用抗生素时，要在医生的指导下用药。艾滋病感染母亲所生的婴儿应提倡人工喂养，避免母乳喂养，杜绝混合喂养。

（3）孕期乳房准备

①产前乳房护理是保证母乳喂养是否顺利的前提和基础。重视产前宣教，定期为妊娠期妇女讲课、观片、宣传孕期保健知识、孕期的乳房变化过程及如何解决遇到的问题，从而使产妇和家属能了解其重要性，引起重视。随着受精卵的着床，乳房变得比较敏感，当精子与卵子结合成为受精卵并在子宫内开始成长的时候，乳房也开始了变化，使产后制造乳汁和输送乳汁的组织蓬勃地发育起来。女性在怀孕前期保健乳房，不仅可以维持乳房的外观美丽，还能确保乳房的健康，有利于保证产后能够顺利地母乳喂养。

女性在妊娠 6~7 周后，也就是在怀孕前期时，由于体内激素变化，乳房会慢慢膨胀，变得柔软，且乳房皮肤下血管突出，乳头变大，乳晕颜色变深，有的女性会出现发胀或刺痛感，建议采取按摩方式帮助其缓解。每天可以用手轻轻地按摩乳房，帮助乳腺发育，并且注意乳头卫生，将乳头上积聚的分泌物清洗干净。在孕中期时，体内激素的增加使乳腺腺管延长并扩展出分支。孕激素水平的提高会促进乳腺腺体的细胞生长。血液更多地流向乳房，脂肪组织也开始在乳腺管和腺体周围积蓄、围绕、铺垫。乳头会变得更加坚挺和敏感。乳晕逐渐扩大，颜色变深。乳晕上环绕的小丘疹异样突起，这些小突起负责分泌一种油性的抗菌物质，对于乳头起到清洁、润滑和保护的作用。整个乳房会涨大，表面皮肤的纹理也会更加明显。乳房的发紧、沉重以及丰满感，依然会比较显著。一般在孕 20 周左右围生保健时会安排乳腺科医生进行保健指导，乳腺科医生对乳腺进行望诊，看一看乳房是否对称，皮肤有无红肿、湿疹、橘皮样变；乳头有无内陷等。进一步进行触诊，医生要触摸乳腺有无硬结、压痛、增生；腋下淋巴结有无肿大等；同时乳腺医生要对孕妇进行孕期乳房护理的指导。孕晚期时泌乳素分泌增加，肾上腺皮质激素浓度升高，使孕妇体内充分发育的乳腺小叶开始分泌乳汁，而腺叶和乳管的主要功能则是分泌和储藏乳汁。孕 36 周后就可以做乳房按摩了，经常进行乳头按摩以使乳头能够适应外部的刺激，可以预防因哺乳而造成的乳头皲裂，可以疏通乳腺以防乳汁瘀积等疾病。对于乳头凹陷，从妊娠 32 周起，可佩戴乳头矫正器，或者 36 周后适当地进行乳头牵拉练习，每天中午和下午分两次为自己做乳头修整的工作，用拇指和示指在乳晕上沿着正上、正下的方向，轻柔地按压乳房，使乳头尽量凸出。注意一定不要用拇指和示指捏乳头，这样会使它更加凹陷。如矫正未成功，也可佩戴乳盾哺乳。通过怀孕前期、怀孕中期和怀孕后期的乳房准备，可以更好地为哺乳婴儿打好基础。

②孕期要保持愉快的心情，避免生气，不仅有利于胎儿的正常发育，也能促进乳房组织的良好发育。但是怀孕的女性因为各种原因的影响，情绪容易出现很大波动，经常感到烦躁、焦虑不安，很难控制自己。如果经常性心情不佳，对胎儿的生长发育也会造成影响，容易导致流产，所以在怀孕期间一定要调整好心态。怀孕之后体内的激素有可能发生变化，对孕妇的心情也会造成一定的影响。一旦觉得有压力，心情不好的时候，要寻找一些方法来让自己减压。当情绪低落时，试试让音乐调试心情，音乐可以打开大脑的快乐中枢，释放快乐激素，能让你避开那些使你陷入忧虑的想法。当心情不佳时，你也可以找朋友聊聊天，即便不能解决问题，也能把心中的苦闷发泄出来，心情也会舒缓。做心理暗示可以产生积极的心理效应，怀孕期间很多女性因为担心胎儿健康，担心分娩，所以经常感到很焦虑、紧张、害怕，这时候可以给自己一些积极的暗示，相信孩子一定很健康，分娩一定很顺利，想象以后孩子漂亮的模样，这样负面的情绪就会得到缓解，紧张或者焦虑的心情也会随之得到舒缓。转移注意力是可以让情绪变好的方法，例如听音乐、看喜欢的书、散步、做瑜伽、购物等，把不开心的事情抛开，多想想有了孩子的幸福，心情很快会变好了。遇到不开心的事情，不要自己闷在心里，可以通过释放烦恼的方法，使心情变得舒畅。学会调节自己的情绪，孕妇要学会自我调节，经常用微笑面对生活，经常和胎儿说话，每天可以和丈夫一起散步、交流，这样对保持快乐的心情有很大帮助。在怀孕期间，

孕妇要凡事都用乐观的态度去对待，不要因为一些小事情而烦躁焦虑，有什么不开心的事情要及时告诉爱人，通过爱人的开导可以帮助调理情绪，学会控制自己的情绪对胎儿的发育有很大好处。如果孕妇的情绪总是起伏不定，孩子长大后性格很可能会多疑、敏感、不自信，而如果孕妇总是很开心、快乐，孩子长大后的性格就会很开朗活泼。孕期的情绪对胎儿的健康影响很大，所以孕妇一定要保持愉快的心情，这样才能让胎儿健康发育。

③注意乳房的卫生：妊娠期乳房增大，色素沉着于乳晕，并有皮脂腺突起，常有分泌物溢出，在怀孕5个月以后，每天用软毛巾擦洗乳头、乳晕，但禁用酒精擦洗。每周用肥皂液清洗1~2次，以增加皮肤的抵抗力和今后哺乳时皮肤耐受性；如果乳头结痂难以清除，还可以先涂上植物油，待结痂软化后再用清水清洗。擦洗干净后涂上润肤油，以防皲裂。有些孕妇到了怀孕中期，乳房会开始分泌初乳，甚至发现乳头处有一点点白色透明的水样物质。不过这时还用不到溢乳垫，因为体内的荷尔蒙会进行平衡调控，当胎儿还没有出生时，乳汁的分泌不会太多。除了初乳之外，不少孕妇的乳晕上会出现小、白、突起的皮脂腺，称之为"蒙哥马利"腺体，也会分泌皮脂。皮脂的分泌是为了滋润乳头，为日后的哺乳增加对乳头的保护，同时散发特殊气味，让日后出生的孩子可以透过气味找到母亲，引发寻乳反射。若发现上述分泌物，只要用清水轻轻擦掉即可，无须使用肥皂，也不要洗得太干净，以免使乳头太干燥容易受到伤害。

在初乳出现阶段，初乳易在乳头处形成结痂，应该先以软膏加以软化，然后用温水拭除。如果产前使用肥皂或酒精清洗乳头，除去了乳头周围皮脂腺所分泌的可保护皮肤的油脂，乳头过于干燥，很容易发生皲裂而受损害。所以计划母乳喂养的孕妇，不主张使用肥皂和酒精来清洁乳房。乳房的护理应该暴露于阳光和空气中进行。孕妇每天准备一条干净毛巾和温水清洗乳房，擦洗时切勿造成乳头的刺激感或酸痛。在怀孕的最后3个月，使用干毛巾摩擦乳头以增强乳头的韧性，有助于预防乳头破裂。

④按摩乳房：由于刺激乳头会引起宫缩，因此一般在怀孕9个月以后进行乳房按摩比较安全。乳房按摩是女性在备孕期间必须重视的一项内容。在顺利怀孕之后，孕妇的乳房需要为分娩储存充足的奶水，所以乳房在分娩前会变得特别丰满。还有部分孕妇在分娩之后，会出现奶水不够的情况，这些其实都和孕前乳房按摩有着密切的联系。适当进行孕前乳房按摩可以促进乳腺发育，促进产后的乳汁分泌，还能够保养肌肤，增强乳房肌肤的弹性。不过，孕前乳房按摩最重要的好处是帮助乳头凹陷的女孩子改变乳房畸形。孕前乳房按摩还可以防止乳头裂伤、乳腺堵塞等问题。还有，乳头裂伤虽然是小问题，但也会给备孕期女性造成困扰，所以保持乳房按摩的习惯，可以降低各种乳房疾病。女性怀孕后，整个孕期乳房都会发生变化，孕激素会导致乳房变大，乳汁分泌增加。乳房的胀痛感会越来越明显。所以，必要的按摩可以减轻胀痛，避免乳房不适。女性朋友除了要坚持按摩外，还要清理乳房。孕前乳房按摩的好处还有增强胸部组织活力，保持肌肤弹力，还可以避免产后乳房下垂。产后喂养的时候，可以更容易催乳，奶水也会更加充足。以上就是关于孕前乳房按摩的各种好处。很多备孕期女性认为只有孕期才需要进行乳房按摩，其实孕前乳房按摩同样重

要，可以为日后哺乳奠定基础。按摩过程中可以软化乳房，使乳腺管通畅，有利于乳汁分泌。另外，刺激乳头和乳晕，还可使乳头的皮肤变得强韧，将来孩子比较容易吸吮，孕妇可以用手掌侧面轻按乳房，并围绕乳房均匀按摩，每日一次。

⑤选择适宜文胸：怀孕会使乳房逐渐膨胀，这时有的孕妇就戴上很紧的乳罩，想限制乳房的膨胀，防止乳房的形态变化。这种做法不但不能使乳房正常发育，还会给孕妇的健康带来麻烦，加重乳头平坦和内陷，影响乳房的发育。因此，应戴那种松紧适宜的乳罩，既不束缚乳房的正常发育，以利分娩后哺乳，又能使乳房不过于下垂，保持乳房的形象美。文胸给乳房提供可靠的支撑和扶托，通畅乳房的血液循环，对促进乳房的抗病能力都有好处，还能保护乳头不会皲裂擦伤。一般从怀孕4周开始佩戴合适的文胸，选择罩杯较大的文胸，有利于托起整个乳房。

⑥清洁乳头：从37周开始让孕妇对自己的乳头进行清洁，具体方法为：用温开水清洗乳头上的污垢，保持乳腺管出口清洁，每天一次，每次最好进行乳头擦拭30至40次，擦洗时不要用力过猛。经常擦洗乳头能增强乳头皮肤的韧性和耐受性，防止婴儿用力吸吮后发生乳头皲裂，给母亲带来疼痛，不愿给婴儿喂奶，影响母乳喂养的进行。乳头是乳腺导管开口的地方，乳腺具有分泌功能，经常会有分泌物从乳腺导管排出，所以乳头周围会有分泌物或者结痂，平时用温水清洗，保持清洁干燥，不建议用力揉搓，避免损伤后感染。如果乳头结痂比较多，冲洗不干净，可用温热毛巾湿敷再进行冲洗，注意不要暴力揉搓。如果有乳头污垢粘连较紧，可能是乳头损伤，在清理后局部外用红霉素等药物。尽量穿柔软、舒适的内衣防止乳头损伤。

⑦孕期体重管理的意义：孕期增加的能量和营养素摄入，除了保证孕期母婴的营养需要以外，也有一部分是为产后母乳喂养进行的必要储备。正常女性在孕期会储备 3~4kg 的脂肪，这是为了产后泌乳储备的能量。产后的母乳喂养过程，能够帮助母亲消耗这些脂肪，加速产后体重与体型的恢复。但如果孕期体重增长过多，尤其是脂肪增加过多，会增加妊娠糖尿病等并发症的风险；也容易造成胎儿过大，导致分娩困难；如果新生儿出生时体重超重，未来也更容易出现超重或肥胖。孕期体重增加过多，还会干扰母亲产后的泌乳功能。因此，为了母亲和新生儿的健康，孕妇需要做好孕期的体重管理，做到平衡膳食、适当运动，采用积极的心态，与家人一起为新生儿的到来做好准备。

（4）积极纠正乳头畸形

孕期乳头表皮薄，易损伤而发生乳头皲裂、乳晕炎及乳房感染等。因此，指导孕妇从妊娠 7 个月起，每天按摩乳房 1 次。方法：用手掌侧面轻按乳房，露出乳头，并围绕乳房均匀按摩，以增加乳房血液循环，促进乳房发育。每天用手捏住乳头，轻轻向左右捻动并向前略牵拉半小时左右，然后用温水擦拭乳头，促使乳头皮肤逐渐角化突出，增加对刺激的耐受性，以防哺乳期乳头皲裂的发生。乳头条件不佳者应在妊娠早期矫正：①乳头拉伸练习。将两拇指平行放在乳头两侧乳晕处，慢慢地由乳头向两侧外方拉开，牵拉乳晕皮肤及皮下组织，然后再放在乳头上下方，向上下纵形牵拉使乳头向外突出，重复多次，每次 5 分钟，每天 2 次或 3 次。②佩戴乳头罩。从妊娠 7 个月起佩戴，通过乳头罩对乳头周围组织的恒定、柔和压力和负压吸引，使内陷乳头外突，乳头经中央小孔持续突起，为今后成功哺乳做准备。

（5）关注产后抑郁

产后抑郁是一种非精神病性的抑郁综合征，这是由于女性在妊娠分娩时处于生理和心理较为脆弱的特殊时期，易受到社会、心理、生物等外界多方面影响，从而引起产后情绪不稳定，主要表现为疲劳、注意力不集中、失眠、乏力、对事物缺乏兴趣、社会退缩行为、自责、自罪、担心自己或婴儿受到伤害，重者可有伤害婴儿或自我伤害的行为，通常产后 2~6 周开始出现症状。它不仅对孕妇造成严重的心理影响，还严重影响了夫妻关系，对其家庭稳定造成破坏。因此，如何有效地预防产后抑郁的出现，是女性在怀孕和生产过程中不可忽视的一环。

①孕妇虽然为新生命的即将诞生激动无比，但妊娠本身对孕妇来说也是一个较大的生活事件，尽管不断创新的技术手段能够在一定程度上缓解孕产妇的痛苦，但其在妊娠和分娩过程中心理、生理等层面均会产生强烈的应激反应，严重时仍会导致难产以及各种并发症等。同时，孕产妇在妊娠期间若长时间伴有抑郁等负性情绪则很容易引起内分泌以及神经功能的紊乱，对妊娠结局和产后情绪均造成严重影响。如果孕妇缺乏对孕产和母婴照顾知识技能的掌握而导致害怕情绪，由于怀孕伴随的妊娠反应，家人的支持理解不足等都会令其感到压力，甚至产生焦虑、抑郁的情绪，直接影响孕产妇的身心健康，增加孕期和产后并发症的概率，危及母婴安全。因此要提前掌握育婴技巧，孕妇从怀孕开始，就要尝试进入母亲的角色。可以通过阅读书刊、聆听讲座、与其他妈妈交流等方式，学习育儿知识和技能，比如给孩子喂奶、洗澡、换尿布、拍嗝等。同时，还要对孩子的正常生长发育规律、常见疾病防治方法及安全防范有一些了解。

②学会倾诉与求助：造成产后抑郁的一个普遍原因是母亲独自承受了所有的担忧与恐惧。其实，母亲完全可以通过跟亲人、朋友或医生交谈，来宣泄自己的不良情绪，获得满满的正能量，以积极应对哺育孩子的工作。首先，母亲要能够接受"不完美"。很多母亲都喜欢比较，从比较孩子的生长发育状况，到未来比较孩子的学习成绩，总是给自己太高的目标和太多的压力，要求自己一定不能比别的母亲差，从而常常因为没有做好某些事情而感到十分失望。我们的建议是做快乐的母亲，而不是完美的母亲。这样，孩子才有可能成为快乐的孩子，健康成长。另外，从二人世界突然变成了三口之家，各种手忙脚乱肯定是无法避免的，与其抱怨、沮丧，不如积极面对，享受生活给予的一个个挑战。当母亲自己无法应对当前的混乱与悲伤，就要寻求孩子父亲及其他家人的帮助，要及时与他们沟通，请他们协助照料孩子，并承担其他家务，从而排解负面情绪。同伴间的交流也能帮助妈妈宣泄抑郁情绪。在天气晴好的午后，母亲可以带孩子去公园、广场散步，在那里，不但可以呼吸新鲜空气，接受阳光沐浴，还能跟其他同样面临孩子养育问题的新手母亲交流，在互相倾诉之中，母亲不仅可以获得情感支持，还能学习育婴知识。

③新生儿父亲产后抑郁：在过去，医疗护理人员对于产后母亲的心理健康关注较多，往往忽视了新生儿父亲在产褥期的心理问题。产后抑郁是国内外常见的心理卫生问题，主要指产妇产褥期出现明显的抑郁症状或典型的抑郁发作，严重者甚至可出现自杀或者杀婴行为。现有研究发现，产后抑郁也有可能发生于新生儿父亲，称之为新生儿父亲产后抑郁。相较于产妇产后抑郁，新生儿父亲产后抑郁持续时间较长且更不易恢复。目前，新生儿父亲产后抑郁已成为一个重要的公共卫生问题，

患病后不仅对新生儿父亲自身身心健康不利，也会影响夫妻之间关系，增加配偶产后抑郁的风险，且对其子女的认知、行为和情感发育产生负面影响。因此，全面了解新生儿父亲产后抑郁的现状并充分认识其相关的影响因素，有助于医护人员制定有效的措施，以便早期介入干预，从而减轻或避免其带来的不良影响。

④中医适宜技术治疗产后抑郁。有研究表明，产后抑郁在我国的发病率为 16%~38%，且呈逐年上升趋势，一般发生在产后 6 周以内，有一部分患者可在半年以内自行恢复，以核心症候群、心理症候群、躯体症候群为主要表现形式，程度严重者甚至会出现轻生。产后抑郁不仅对产妇自身的身体和心理健康危害较大，而且还会对婴幼儿的行为模式、智力发育、生活习惯等方面产生一系列持久而深远的不良影响，甚至伴随其一生，如果进行积极有效的治疗则能改变这些不良后果，因此对产后抑郁患者的治疗是被积极推荐的。

产后抑郁有着丰富而强大的中医理论基础，《傅青主女科》中提到因"产忧惊劳倦，去血过多，则心中跳动不安，若惕然震惊，心中怯怯，如人将捕之状，谓之惊悸"，说明产后抑郁的发生可能与产后血气亏损有关；《杂病源流犀烛》提到：郁病，皆为脏气病，主要原因在于思虑过深，加上素体虚弱，则生六郁；《诸病源候论·产后风虚瘀狂候》提到产后气血亏虚，风邪趁机而入，虚实夹杂，发为癫狂，表明产后抑郁发病多虚多瘀、虚实夹杂的特点。国外有研究表明，产后抑郁不首选药物治疗，因此针刺、艾灸、推拿、按摩、穴位贴敷、耳穴压豆等中医适宜技术在治疗产后抑郁方面展示了其独特的优势，正所谓"外治之理即内治之理，外治之药即内治之药，所异者法耳"。

针灸疗法，"镇定六穴"即神门、足三里、迎香、耳神门、耳心穴、耳肺穴，有镇痛熄风、安神定志功效。配百会、内关、三阴交。两胁胀痛、善太息加刺膻中、太冲。易怒加风池。痰多加丰隆穴。先针百会穴，进针后快速捻转，得气后留针。三里、三阴交用补法，其余穴平补平泻，每日或隔日一次。

推拿按摩疗法，有学者将患者腹部和骶尾部热敷之后按摩患者的膻中、百会等穴，治疗8周，每天一次，每次40分钟，结合心理治疗，患者的生活质量明显提高。另有学者将患者双乳涂抹上按摩精油，对乳房及其周围的穴位进行推拿按摩，以患者产生酸胀感为宜，每次按摩15~20分钟，连续7天，母乳喂养率明显提高，母亲乳房胀痛的情况也得到明显改善。

中医情志护理，护理前对患者的基本信息进行全面了解，掌握其抑郁产生的原因，然后针对实际情况给予其针对性的护理方法，如针对多疑患者应保持豁达开朗的态度，为患者讲解自己的秘密和故事等取得其信任，并帮助其改变多疑的个性。在患者治疗过程中，护理人员还要指导患者通过中医吐纳等气息调节方式进行情绪舒缓，以调神养心。其中首先应告知患者外界环境是客观存在的，并且不能通过自身的努力去改变，因此要主动接受并积极适应，不能因为外界的影响而导致内心出现喜怒变化。之后，护理人员要指导患者放松全身，尽量将身体调节到自然且舒适的状态，保持气定神闲，不因外界环境的变化而产生情绪和身体的波动，从而达到安神养心、调和气血和疏通经络的作用，促使患者不良情绪更快消除。此外，移情易性来源于中医理论中的情志相胜疗法，其主要是指利用情志之间及情志与五脏之间的相互影响和相互制约的关系，采用其中一种情志去改变另一种情志，从而达到较好的治疗效果，属于心理疗法的常见方式。移情易性法中最常见的方式为以喜胜悲，即在患者存在悲伤情绪的时候通过让其快乐而消除悲伤，达到改善不良情绪的效果。

（6）产前同伴教育

同伴教育是指具有相同年龄、性别、生活环境和经历、文化和社会地位或由于某些原因使具有共同语言的人在一起分享信息、观念或行为技能的教育形式。

初产妇由于缺乏分娩经验，对分娩过程存在不同程度的焦虑、恐惧等负性情绪，而不良情绪可增加分娩疼痛度，引发宫缩时躁动，增加体力消耗，延长产程，严重时可导致难产、胎儿宫内窘迫，引发产后出血，危及产妇与胎儿生命安全。为满足初产妇产前及各产程生理、心理需求，改善分娩结局，使其分娩过程舒适、安全，有必要加强初产妇围生期护理干预。对初产妇实施产前教育，可提高产妇分娩知识掌握程度，改善其心理状态及分娩态度，加强产程管理，缩短产程，减少并发症发生，改善妊娠结局。实施产前同伴教育联合助产护理，可消除初产妇不良心理状态，改善分娩结局。同伴教育是通过具有相似经历的人，在社会活动、日常生活、心理等方面进行互相帮助的一种健康教育模式。本研究中对初产妇实施产前同伴教育，通过选取具有分娩经验、擅于沟通、个性开朗的经产妇开展同伴教育，并实施专业的护理知识培训，结合自身分娩经验，采用通俗易懂的语言，以同伴的身份为初产妇提供信息支持与心理支持，消除其焦虑、抑郁、恐惧等不良心理状态，提高初产妇分娩信心，使产妇在充满鼓励、关怀的氛围中进行分娩。在初产妇分娩期，通过对产妇实施专业的助产护理，可使产妇更好地掌握分娩知识与技巧，进一步增加分娩信心，让产妇以最佳体能与心理状态配合完成分娩，减少不必要的体力消耗，避免产程延长，降低难产、剖宫产、新生儿窒息等不良分娩结局的发生率，提高分娩质量，保障母婴安全。

产前健康教育，能一定程度上提升产妇产后的母乳喂养技能和信心。国内临床工作中，母乳喂养的健康教育多由孕妇学校的专业指导老师及临床护理人员完成。而老师及护理人员年龄及生育哺乳经验各有差异，有的甚至并无孕育及母乳喂养的经验，所做的只是将知识灌输式地传授给孕产妇。这样的教育方式，重在知识培训，而缺乏对孕产妇母乳喂养的态度及自信心的关注。将同伴教育方式与产前母乳喂养健康教育相结合，是利用同伴教育的社会化理论、沟通交流层次论、趋同论和社会群体压力论，使孕妇在掌握知识技能的同时，母乳喂养自我效能亦得以增强，从而对产后的母乳喂养产生良性影响，提高产后纯母乳喂养率。

（7）获得母乳喂养支持的渠道

由于母乳喂养对母亲和孩子的身心健康都会带来短期及长期的益处，所以我们特别推荐孕妇能够积极了解母乳喂养的益处，加强母乳喂养的意愿，学习母乳喂养的方法和技巧，为后续母乳喂养做好各项准备。西方有一句谚语叫做"养育一个孩子，需要举全村之力"。孩子的喂养，也不仅仅是母亲一个人的责任，也无法仅靠母亲一人之力完成。家庭成员，特别是父亲、祖母、外祖母等对母乳喂养的态度，会在很大程度上影响母亲的母乳喂养行为。孕妇可以在孕期让家人和自己一起了解母乳喂养的益处和方法，以便在孩子出生后提供需要的支持和帮助。

此外，国家颁布的母乳喂养促进行动计划（2021~2025），其根本目标就是形成全社会支持母乳喂养的友好氛围和支持性环境，进一步提升母乳喂养率。孕妇可以了解一下自己的周围，是否能够找到母乳喂养的同伴支持和社区支持机构，也许能在需要时寻求帮助，这都将给自己的母乳喂养带来积极的助力。

①多方面获取支持平台：借助孕妇学校宣教孕育知识技能和孕妇负面情绪、家庭关系处理等主题授课、网络平台和日常的咨询解答，减轻其因知识缺乏所致的担忧、焦虑，并提升其对负面情绪的识别和应对能力。还可以通过新手父母训练营、康乐活动、网络平台运营搭建孕妇的朋辈支持互助网络，增加其社会支持的有效性，同时联动医护人员减轻孕妇身体不适感，进一步增强对孕妇的情绪舒缓与支持力度。关注和肯定孕妇拥有调整情绪和掌控生活的能力，通过个案辅导、心理讲座、家庭关系工作坊，提升孕妇的主观支持和自身的潜能发展。在孕产妇分娩前后提供心理疏导，减轻其对生产的恐惧、担忧，邀请丈夫也加入进来关注孕产妇的情绪变化，同时联动医护人员在孕产技能、母婴照顾和康复上予以实质性的指导和关心，提升其应对各种状况的能力，减轻其慌乱、不知所措甚至烦躁、害怕、自责的情绪反应。孕妇也可以关注医院的母乳喂养支持服务，例如孕妇学校，可以帮助其在孕期提前进行母乳喂养知识和技巧的学习，母乳喂养指导门诊等设施可以为哺乳期母亲提供专业的指导和帮助。如果在母乳喂养过程中遇到困难，可以及时地向医护人员或母乳喂养专业人士寻求帮助。

②家庭干预：评估产妇社会活动和社会支持系统，了解患者的兴趣爱好，鼓励其参与易完成、有趣味的活动，引导患者关注周围及外界的事情。了解产妇与配偶和其他家庭成员的关系及其与他人交流、互动的情况，以及家庭成员的角色行为。充分利用家庭资源，增进家庭对疾病的认识，引导家属共同面对患者问

题，调整家庭的适应能力。在这同时，产妇需认识到接纳一个新的家庭的重要性，与丈夫一起担当家长的责任，调节好从夫妇两人生活方式到夫妇与孩子三人的生活方式。指导丈夫及其他家庭成员加倍地关心产妇，提供婴儿喂养和护理知识，耐心帮助产妇护理和喂养自己的孩子，鼓励产妇表达自己的心情并与其他产妇交流等，均有助于提高产妇的自信心和自尊感，促进其接纳孩子，接纳自己。

2. 产后养护

（1）正确的喂奶姿势

母亲可以根据自己和孩子的实际情况，选择舒适的哺乳姿势，通常有以下 4 种常用的姿势。

①摇篮式：是常用的哺乳姿势，适合在公开场合给孩子喂奶。母亲端坐在凳子上，孩子平躺，头放在母亲右臂的弯曲处，嘴巴位置与母亲的乳晕大致平行，胸、腹、膝盖都朝向母亲，下臂（即左臂）环绕母亲。喂奶时，不要让孩子的鼻子埋在母亲的乳房里，但也不能让孩子的头和颈过度地伸张，造成吸吮、吞咽困难。另一侧乳房的哺乳姿势仿照上述方法。

②侧卧式：适合剖宫产术后、正常分娩后前几天需要休息及夜间哺乳的母亲。母亲左侧卧，让孩子的嘴和母亲左侧的乳房平行，用左臂抱着孩子，注意不要压着孩子的手臂。另一侧哺乳姿势仿照上述方法。

（2）乳汁不足

产后哺乳期内，产妇乳汁不足或完全无乳汁分泌，称缺乳。中医又称"产后乳汁不行""乳汁不下""乳汁不畅""乳难"等。本病的特点是产妇乳汁质稀、乳汁量不足或完全无乳。各种原因引起产后缺乳，不能满足哺育婴儿的乳汁需要。多发生在产后前2~3天至半个月内，也可发生在整个哺乳期，是相当常见的产后病。

①产后尽早开奶：产后最初几天是妈妈建立泌乳的关键时期，产后及时开始吸乳，对日后乳房分泌足量的乳汁是非常重要的。国外有研究表明，产后1小时即吸吮，能提高产后第1周、第3周的泌乳量。一项对低出生体重儿的母乳喂养研究表明，在母亲年龄、种族、婚姻状况、教育水平等因素无明显差异的情况下，泌乳期长短与产后6小时内是否开始吸吮乳房有显著相关性。

②增加哺乳次数：乳房是"智能器官"，用进废退。也就是说，婴儿越多吸吮乳房，乳房产奶就越多；而吸吮次数少，比如母亲只在乳房胀的时候喂婴儿，会使母乳产量减少。延长喂奶间隔时间，就是在模拟回奶的过程。有的母亲担心自己生产后前几天没有奶水，又不给婴儿加喂奶粉的话，会饿着婴儿。其实是母亲过虑了。刚出生的婴儿胃容量很小，就是为了适应妈妈产后头几天乳汁少或没有乳汁的状态。而且，婴儿在母亲的肚子里已经储备了足够的能量，足以应对最初几天的少量初乳喂养。对于早产儿，尤其是小体重早产儿，本来就在肠外营养或少量肠内营养阶段，并不需要大量母乳。但是母婴分离状态下，母亲要注意使用吸奶器刺激泌乳、排空乳房，使用频率与直接哺乳相同。

③规律喂养：母亲和婴儿要在彼此的接触过程中逐渐摸索哺乳的规律。我们建议，月子中要按需喂养，即婴儿随时饿了随时吃，到月子末期，可逐渐向按顿喂养过渡。一般建议满月后的婴儿白天间隔2小时左右，晚上间隔3小时左右吃奶1次。随着婴儿月龄增加，吃奶的间隔时间可逐渐拉长，最终像成人

一样，一日三餐。这种规律喂养方式，不仅是婴儿逐渐长大的标志，也能帮助孩子建立有序的消化吸收功能，促进婴儿的身体健康发育。

④正确饮水：首先，产后要喝水。产后，新母亲们会大量出汗，同时，婴儿吃奶也会使母亲丢失水分，所以妈妈在哺乳时常会感到口渴，这时就要注意补充水分。喝水是最简单的补水方式。产后要尽早喝水，千万不要等到感觉口渴再补充，因为口渴已是身体严重缺水发出的求救信号了。另外，在婴儿吃奶的过程中，母亲也要喝水。母亲一边哺乳一边补水，就能让乳汁源源不断地流出。我常常建议我的患者们，在家中的各个房间都放置一个水杯，保证母亲随时随地都能喝上水。水是最佳的零热量饮料，对于健康的哺乳期母亲来说，每天至少要喝 8 杯水，即 2000~3000 毫升。有的母亲说我每天喝水量比这多多了，但奶水也没见增加，原因可能是喝水方式不对。我们要求的喝水方式是少量多次，频频啜饮，像品茶一样地饮温开水。此外，喝豆浆也可以帮助母亲补水，而且豆浆中含有的蛋白质还对母亲和婴儿的身体健康有益。大豆中含有的大豆异黄酮有"植物雌激素"之称，每 100 克豆浆含蛋白质 4.5 克、脂肪 1.8 克、碳水化合物 1.5 克、磷 4.5 克、铁 2.5 克、钙 2.5 克，以及维生素、核黄素等，这些都比牛奶中含量要高，可以增加乳汁的分泌量。母亲生完孩子后容易贫血，喝豆浆让母亲气色红润，孩子也可以吸收其中的维生素，好处多多。我们可以看到很多完全素食的母亲并不会营养不良，也不会乳汁的分泌量少，而且她们哺养的孩子的成长也与正常饮食母亲哺养的孩子没有差异，可见，素食不会让母乳质量变差，这在很大程度上是因为素食母亲往往吃很多豆制品。

（3）乳汁过多

母亲的泌乳量通常由孩子的需求决定，母乳过多通常是由于乳房自身的供求平衡机制受到干扰，如因为担心堵奶或乳腺炎，所以每次哺乳后还要再挤奶；孩子睡眠时间长，母亲半夜起来吸奶；为增加母乳库存而不停地吸奶。这些操作都可能导致母亲母乳过多。母乳过多也会造成母婴的困扰，母亲容易出现乳胀，可能会反复堵奶甚至发生乳腺炎。孩子在哺乳时容易被呛到，爱哭闹，容易出现绿色泡沫便，孩子的体重增长速度也可能有问题。有时家长会误认为是母乳不足或肠绞痛、乳糖不耐受、牛奶蛋白过敏等，可能会尝试换奶粉或采取其他干预措施。要解决母乳太多的问题，母亲需要避免过于频繁地排空乳房，让乳房处于相对充盈状态，发挥自身的调节作用，逐渐调整泌乳量。

逐渐减少排出的乳汁量和次数；如果感觉不舒服，可以稍稍挤出一点乳汁，缓解不适即可，不要吸出太多。配合间断冷敷，服用布洛芬或对乙酰氨基酚缓解疼痛及发热。3~4小时内只用一侧乳房哺乳，如果另一侧乳房过于满胀，可稍微挤出一点乳汁缓解胀痛，然后换另一侧乳房哺乳3~4小时。如果做了这些尝试后，还是没有明显改善，可以向医护人员咨询，尝试通过药物来调整奶量。

3. 乳头异常的喂养

（1）乳头内陷或扁平

乳头内陷是一种较为常见的女性乳腺畸形，其发生率为1%~2%。乳头内陷的程度因人而异。轻者仅表现为不同程度的乳头低平或回缩，受刺激后可凸出或可挤出乳头；重者表现为乳头完全陷于乳晕内，无法被牵出，呈火山口状，并常伴有分泌物或异味。扁平乳头，是指乳头长度小于0.5厘米，乳头与乳房皮肤在同一平面而不能竖起，也称为假性乳头内陷，其治疗方法可参照乳头内陷。乳头内陷或扁平，一般双侧同时发生，也有仅单侧内陷者。内陷的乳头，如稍加挤压或牵拉就可以复出，即为轻度乳头内陷。乳头先天性内陷，多见于无哺乳史的女性。

乳头内陷的原因有先天性及后天性两种，大多数为先天性。先天性乳头内陷的主要原因是胚胎发育期中胚层增殖障碍。乳头、乳晕的平滑肌和乳腺导管发育不良，致乳腺导管未能导管化，形成短缩的条索，同时其周围的平滑肌和纤维结缔组织短缩，导致乳头下支撑组织缺乏，加上乳腺导管向内牵拉，致使乳头外凸不明显或乳头内陷。后天性乳头内陷则由乳头受乳腺内病理组织牵拉引起，最常见的原因是乳腺癌，其次为感染、外伤、乳腺手术后瘢痕牵拉及乳腺炎后的纤维增生，偶见于下垂的巨大乳腺。产后哺乳期母亲若出现乳头内陷或扁平，一般有两种情况：一是产前未完全纠正的先天性短平乳头；二是因为产后乳房过度充盈而累及乳晕，被顶出来的乳晕与乳头几乎在同一水平线上，使乳头"看上去"平坦或内陷。

1）按摩方法

①捻转乳头，从乳房两侧向乳头中心用力挤出一些乳汁，用两拇指和示指平行挤压乳头两侧，慢慢地由乳头向两侧外方拉开，继而捻转乳头，使乳头向外凸出。用同样的方法对另一侧乳头做捻转动作。

②捏拿乳头，一手托住乳房，另一手拇指与示、中二指相对，轻轻捏拿乳头约2分钟，模拟孩子对乳头的吸吮。

③梳理乳房，一手托住乳房，另一手五指指腹自乳房根部

向乳头方向梳理乳房，约 5 分钟。

④刺激穴位，用拇指指腹点按膻中、乳中、乳根穴，使乳房局部有酸胀感，每穴刺激约 1 分钟；用两手拇指与示、中二指相对，按揉肩井穴，并由轻而重地边拿边提拨肩井穴部位的肌肉，持续约 1 分钟，以肩、颈、上背部肌肉放松为度；用拇指按于合谷穴上，由轻渐重地按揉穴位 10~20 次，以穴位局部有明显的酸胀感为度。

2）哺乳前注意要点

取环抱式或侧坐式喂哺孩子，以便妈妈较好地控制孩子头部，易于固定吸吮部位。母亲一手呈 "U" 形或 "C" 形拖住乳房，用拇指和示指捏扁乳房，使之与孩子嘴巴方向平行，然后用示指从乳晕下方向上、内侧推，帮助乳头挺出来。"再塑乳头" 的同时，母亲用另一只手托住孩子的头颈部，确保孩子能深入含接。在孩子饥饿时，先让其吸吮平坦的一侧乳头，因为饥饿的孩子吸吮力最强，容易含住乳头和大部分乳晕，也可先在乳头位置挤出少许乳汁，使孩子品尝到乳汁的味道后愿意继续尝试吸吮。

若吸吮未成功，可用抽吸法使乳头凸出，并再次吸吮。哺乳后，要继续纠正用吸奶器帮助吸乳头，或者在孩子父亲帮助下牵拉乳头。在两次哺乳间隙要注意保持乳头的清洁与干燥，以保护乳头。对暂时吸吮未成功的孩子，也尽量不使用奶瓶喂养，以免引起乳头错觉，给吸吮成功带来更大困难。

有效吮吸，每次哺乳前，妈妈可用拇、示二指将乳头向外提起，或者用吸奶器吸几下乳头，让乳头变得稍微凸出一些，便于孩子含住。然后，妈妈尽量将乳头及乳晕一起送入孩子的口中，让孩子的舌头能从下至上裹住母亲的乳头和乳晕。这样，随着孩子吸吮时舌头由前向后呈波浪形运动，嘴唇或松或紧有节奏地运动，便可以很好地刺激母亲乳晕部位的神经敏感区，促使泌乳，还能在反复的抽吸中使乳头渐渐固定在凸出的位置。如果母亲的乳头内陷不严重，那么，只要喂奶的姿势正确，或有专业人员的帮助指导，孩子就可以顺利吸吮。而且，有乳头内陷的母亲在喂奶的时候要讲究方法，比如在孩子饥饿时先吸内陷较重的一侧乳头，此时孩子的吸吮力强，能吸出乳头并含住大部分乳晕，有利于矫正乳头内陷。千万不要因为孩子吸吮几次没吸到奶，就放弃母乳喂养。反复尝试，总能成功。

清洁乳头，内陷的乳头会形成一个相对密闭的环境，其中若有乳汁残留或污垢蓄积，就容易引起继发感染，对母亲和孩子的身体健康都是不利的。所以，每次哺乳前后，母亲都要注意清洗乳头。清洁时，用干净的小毛巾蘸温水擦洗即可，并不需要使用肥皂等清洁用品，但要注意将内陷的乳头拉出来清洗，以免其中"藏污纳垢"。

避免使用奶瓶、奶嘴等喂奶，如乳头内陷或扁平影响到孩子吸吮母乳，且这种状况在短时间内还无法解决，我们还可以采用乳旁加奶，比如通过贴在妈妈乳头上的特殊喂养管吸入配方奶，或用杯子、勺子、乳头保护罩等工具辅助哺乳。但是，要尽量避免直接使用奶瓶、奶嘴喂奶，每次哺乳都要先让孩子充分吸吮母乳，而不能象征性地吸几分钟后，就给奶瓶。否则，孩子就会形成条件反射，即先吸一会儿母亲的奶，再哭闹，然后就会得到奶瓶、奶粉。这时，孩子会认为吸吮乳房是吃奶前的必要步骤，而奶粉才是真正的饭。这既不利于孩子的身体健康，也不利于妈妈的乳房、乳头健康。对于短时间内不能纠正的乳头内陷，孩子无法实现有效吸吮，我们建议母亲可以直接挤少量乳汁到孩子口中，当孩子尝到乳汁的味道后，就会有继续尝试吸吮的动力。

巧用乳头保护罩，乳头内陷或扁平的妈妈戴上乳头保护罩，乳头就一下子延长了不少，更利于孩子的吮吸。乳头保护罩又叫乳盾，是一种哺乳辅助用品，一般采用医用硅胶材料制成，模拟乳头的外形，轻柔贴合乳房，为母亲提供哺乳时的乳头保护作用。尤其当母亲有乳头内陷、扁平、过大、过小及皲裂、疼痛等问题时，乳头保护罩就可以派上用场，帮助母亲顺利进行母乳喂养。所以，我们建议有乳头内陷或扁平状况的母亲，可以根据自己乳头尺寸，选择大小合适的乳头保护罩，在一段时间内帮助完成哺乳。

自制牵引器，纠正乳头内陷或扁平，女性要尽早干预，女性在青春期即可进行纠正。怀孕后的准母亲可在妊娠后期（约孕 7 个月后），每日用乳头矫形器吸引乳头数次，利用其负压促使乳头膨出。需要注意的是，刺激乳头有时会引起宫缩，所以孕妇要在孕 7 月后，胎儿状态稳定的时候进行牵引操作，牵引过程中一旦出现腹痛等异常表现，要立刻停止操作，并卧床休息。曾经有流产史、早产史的孕妇则应尽量避免对乳头刺激，否则易引起再次流产。

乳头内陷或扁平的女性，在怀孕 7 个月以后，就可以开始进行霍夫曼乳头伸展运动。妈妈将两手拇指或示指平行放在乳头根部两侧，用力下压，同时向相反方向牵拉，以此松弛乳头根部，牵拉乳晕及皮下组织，使乳头向外凸出；将两手指平行放在乳头上下两侧，由乳头向上下纵向拉开；用拇、示指捏住乳头轻轻向外牵拉数次，并配合按摩乳头，促使长乳头形成。这个练习每天早、中、晚各做 1 次，每次 3~5 分钟，牵拉练习后要用温水清洗乳头，长期坚持有助于改善乳头内陷。

（2）小乳头

小乳头是指乳头长度和直径都小于 0.5 厘米的乳头。一般认为，乳头小与先天发育有关，通常不会影响正常的生育、哺乳，所以基本不需要治疗。但是，与乳头内陷或扁平一样，过小的乳头不利于孩子含接，会影响孩子有效吸吮。所以，乳头过小的母亲要掌握一定的哺乳技巧，增加哺乳成功率。

①哺乳技巧：乳头内陷或扁平母亲的哺乳技巧同样适用于小乳头母亲，即孩子吸吮母亲的乳房，必须将乳头和大部分乳晕含在口中，舌头呈勺状，包绕到乳晕上。母亲在喂奶前，可以用拇、示、中指相对，捏起乳头，向外牵拉 30 次左右；喂奶时，用示指和中指夹住乳晕，让乳头凸显在孩子面前，这样孩子更容易衔住乳头，还能防止乳房堵住孩子鼻孔；喂奶后还可以用吸奶器吸乳头 10 次左右。经过持续哺乳，小乳头会变得更加凸显。

②产后早吸吮：哺乳过程中，在母亲体内激素水平变动和孩子对乳头的吸吮刺激双重作用下，乳房有了第二次发育的机会。所以，母亲一定要充分利用这一机会，及早让孩子有效吸吮乳头，给乳房一个良性刺激。而且，初乳中的各种有益成分能够促进孩子健康生长。很多母亲觉得，如果自己没有乳汁或是乳汁分泌不足，就不太让孩子吸吮，但是孩子吸吮能有效刺激哺乳期的母亲体内分泌催乳素和催产素，这两种激素能够使乳房内的腺体制造和分泌乳汁。因此，更多的吸吮次数有助于下奶，尤其是夜间增加吸吮次数。吸吮得越勤、吸吮的时间越长，刺激更多的激素产生，奶水分泌也会越旺盛。如果可能，母亲最好和孩子待在一起，及时了解孩子的需求。只要孩子需要，就可以把孩子抱到怀里喂奶，不必规定时间，而是按需喂养。这是母乳喂养的基本原则之一。喂奶的间隔时间是由孩子

自己决定。最初孩子一天可以吃 8~10 次奶，甚至更多。经过1~2 个月的慢慢磨合，孩子会形成自己一定的吃奶规律。

③避免使用奶瓶、奶嘴等喂奶：与乳头内陷或扁平母亲一样，小乳头母亲也会担心自己的孩子不能成功吸到乳汁，有的母亲虽然一开始乐于尝试调整各种姿势喂奶，却始终无法与孩子有效衔接，就渐渐地失去了信心。事实上，只要采取正确的方法，沉住气，有耐心，在反复的磨合中一定是可以成功哺乳的。同样，我们也建议小乳头母亲不要过早使用奶瓶喂奶，以免孩子不会吸吮或不愿吸吮母乳，出现乳头混淆，或称乳头错觉。目前，乳头混淆已经成为母乳喂养失败的重要原因之一。瓶喂母乳的好处是时间场合比较自由，母亲可以提前将奶挤出来储存好，孩子饿了就可以随时随地喂奶。但瓶喂母乳的坏处也有，比如，瓶喂母乳可能没有直接母乳喂养那么干净卫生；同时营养价值也没有那么好，不利于母子之间增进感情。奶瓶喂母乳也容易导致喂养过度，其原因是用奶瓶喂养时乳汁流速较快，孩子很容易就可以吃到乳汁，一次性能吃很多乳汁，而吃母乳时，必须要刺激出奶阵来才能吃到大量乳汁，并且奶阵是阵发性的，一次只能持续 1~2 分钟，需要等下一次奶阵才又会有更多乳汁，所以用奶瓶喂养很容易出现喂养过度。而且需要注意的是，用奶瓶喂奶要做好消毒工作，以免发生细菌感染。同时也要避免奶水的储存时间不要过长，时间过长母乳容易变质，孩子食用变质母乳，可能会出现腹痛的表现。虽然把母乳挤出来，用奶瓶喂是一种可行的方法，但是只适合 6 个月左右的孩子，因为这时候孩子会适当增加一些辅食，因此母亲不要为了方便，就不亲自喂母乳了，而且过早给孩子使用奶瓶喂，不仅会减少孩子上下颚与舌头的运动，不利于孩子口面部和牙

齿的发育，还会让乳头失去孩子的吸吮，导致奶水减少。

④选择合适文胸：首先建议选择专用产妇哺乳内衣，这样可保证日常方便喂奶，同时在进行选择时，还要注意以下几个小原则：要尽量选择有扣子的，而且扣子最好是在前面，这样可以方便随时喂奶，当然了如果有罩杯是打开的样式的话，也是不错的选择，不过还是比较钟爱有打开式的，因为孩子的皮肤很娇嫩，万一在喂奶的时候让孩子碰到扣子就不好了。内衣并不需要太多的装饰，原则上是越简单，越方便越好，因为育儿的路上，随时都有可能需要"宽衣解带"喂奶，所以方便最为重要。在内衣的罩杯上尽量选择有角度的，建议尽量选择看起来明显上扬有深度的那一种，也就是满杯的。就是在咨询购买的时候选择4/4全罩杯的，这样使用起来可以更好罩住乳房，因为哺乳期女性乳房一般要比平常大点。在选择文胸材质上，建议选择棉质面料的，同时最好是薄一点的，尽量选择有弹性的，同时尽量选择透气性好一点的。因为在哺乳期，由于喂奶的原因，可能时不时都会有漏奶的问题，加之如果穿得过厚，使得乳汁与汗汁无法及时排出就不好了。在选择款式上，还要注意选择底边有钢圈的，这样可以让乳房形成一种向上手托的感觉，从而很大程度上预防产后乳房下垂的问题，当然了钢托还要用纯棉织物包裹起来的，这样使用起来更方便，同时建议尽量选择比平时大一号的。一来因为哺乳喂养时，偶尔会出现涨奶的问题，二来实在是因为很多产后母亲在生育之后身体容易发福，选择大一点的就可以在很大程度上避免背部凹凸的肉沟了。每个人的乳头大小都是不一样的，一般认为，只要没有乳头内陷，就都不是什么大问题。但是，为了让乳头大小尽可能在正常尺寸，为分娩后哺乳奠定良好的基础，我们仍然建议

大家重视乳房、乳头的正常发育。选择舒适的胸罩非常重要。胸罩是每个女性都要穿着的贴身衣物，有些女性为了凸显身材会选择紧小的胸罩，如果长期穿着这样的胸罩，会导致乳房供血不足，尤其是带有钢托固定的胸罩，会压迫乳腺，造成乳房疼痛、结节，甚至有的时候会导致女性颈、肩、后背部不适。为了乳房、乳头的健康，我们建议大家穿着宽松、纯棉的胸罩，并注意经常清洗胸罩，保持清洁与卫生。

⑤合理饮食：在产后的两个月内由于雌激素的影响，需要一段时间才能恢复胃肠系统功能，所以，产后的饮食要注意营养均衡、易消化，通常可以少食多餐、建立规律，还要少吃生冷食品。产后女性每天所摄取的食物种类，也会影响到乳汁的分泌与质量。因此，每天都要吃到包括糖类、脂肪、蛋白质、维生素、矿物质等五大营养元素。你还要特别注意钙质与铁质的吸收，可从奶类、豆制品、瘦肉、血制品、肝脏等获取。当然一些常用的催奶食谱也是有帮助的。母乳喂养中，及时补充足够的水分相当重要。由于母亲喂奶时很容易感到口渴，可以在手边准备一杯温水随时补充水分，或是多喝鲜鱼汤、鸡汤、鲜奶、温的果汁等汤汁饮品。水分补充足够，乳汁供给才会既充足又富营养。合理饮食，可以促使乳房、乳头充分发育。比如多吃豆类、黑芝麻、核桃仁等滋阴补肾的食物，避免吃辛辣、油腻、刺激性食物，注意饮食营养均衡，不偏食，不节食。产妇的营养饮食护理重点有以下几个方面：a.适当地补充B族维生素和E族维生素，因B族维生素能够调整产妇的精神状况，调节合理的休息，能够降低产后抑郁症的发病率。E族维生素能够使产妇的血管得到改善状况，提高机体的血液供应，促进乳汁分泌充足。b.合理食用鱼肉：产后的1小时内，可以进食

牛奶、肉汤面或者稀饭等易消化的食物，第二天逐渐增加富含蛋白质、膳食纤维的汤食，3日之后逐渐增加撇去浮油的肉及汤类食物。c.产后产妇应食用新鲜的瓜果蔬菜等，使食物种类保持在10种以上，能够提供红、黄、白、黑、绿等各类颜色食物，同时注意合理的荤素搭配、精粗配合，更主要的是食用动物的肝脏与肉、奶、蛋等食物，注意补充铁元素和钙元素的含量。足够的乳汁是母乳喂养成功的关键，母乳喂养率的高低与产后泌乳量等多种因素有关。影响产后泌乳量的因素与身体素质、内分泌、产科情况等多种因素有关。产后乳汁分泌的早晚、量及乳汁的营养成分个体差异较大，除了生理差异外，产妇的饮食结构对乳汁的分泌及质量影响很大。饮食指导更是重要的内容之一，产妇摄入营养饮食是保证母乳喂养的前提。母乳中含有大量的营养物质，有利于婴儿的消化吸收及营养发育，而且初乳中所含有的多种抗体和免疫物质，对婴儿的智力、体力发育均有重要的作用。产生乳汁每天需要2940KJ的热量，一位营养良好的产妇，大约840KJ的热量来自脂肪的储备，另外2100KJ来自其进食的食物，产妇将吃进比其本身所需更多的蛋白质、矿物质和维生素，利用这些额外营养来分泌乳汁，并防止自身组织的消耗。产后48小时内泌乳者方能确保纯母乳喂养，而产后最初几天的母乳是否充足，不仅关系到纯母乳喂养率的高低，还对产妇能否坚持母乳喂养有很大的影响。产妇泌乳始动时间提前，泌乳量增加，增强了母亲的哺乳信心，保证了哺乳的顺利进行。如果为了恢复身材而急于减肥，可能会出现奶水不足。因此，还是最好不要急着控制饮食减肥。其实喂奶已经会消耗很多热量，只要饮食不过量，再配合做一些产后运动，就能避免脂肪的囤积。

（3）巨大乳头

巨大乳头是指乳头直径大于 2.5 厘米的乳头。通过对乳头内陷或扁平及小乳头的介绍，大家可能会认为，既然乳头小不好，那么乳头大或者长就肯定有好处了。但是，实际情况是，乳头过大、过长，对哺乳也是不利的。孩子口腔容量是有限的，所以乳头过大、过长的母亲在哺乳时，孩子只能吸到乳头，而不能将乳晕组织也含进嘴里，这就形成了无效吸吮。无效吸吮导致孩子不能充分吸空乳房中的乳汁，而且因为孩子舌头无法包裹到乳晕，会将母亲的乳头顶压到硬腭上，使乳头变形。此外，孩子的舌头与母亲的乳头频繁摩擦，再加上孩子吸吮时口腔内形成负压环境，很快就会造成乳头水肿、破裂，导致母亲哺乳时乳房疼痛。通过对乳房、乳头状况的评估，并指导母亲与孩子正确衔接，促使孩子有效吸吮，巨大乳头的母亲也可以顺利哺乳的。

①哺乳技巧：哺乳前，母亲可以用手指轻轻捻揉乳头，就像穿针引线前捻转线头一样，使乳头变得细长，利于孩子吸吮；哺乳时，母亲可尝试不同体位，并用手托起乳房，将乳头送入孩子口中，经过反复调整，最终确定一个适合自己和孩子的最佳哺乳姿势；母亲可以一只手托着乳房，一只手托着孩子的头部，顺势让孩子含住乳头，要是孩子不肯吸的话，母亲可以先挤出一些，孩子尝到了母乳的滋味，也就很愿意吸了。更重要的是，母亲要给孩子提供反复接触乳房、练习吸吮的机会，让孩子去努力适应母亲的巨大乳头，习惯通过这个巨大的乳头吸吮乳汁。巨大乳头的母亲们也可以借助硬型乳头保护罩辅助授乳。

②日常养护：哺乳后通过孩子不断吸吮和雌、孕激素的作

用，乳头在哺乳期会明显地增大。如果哺乳不慎有乳头皲裂、乳头出血甚至乳腺炎的发生，乳头可以肿胀得更大甚至伴有压痛、局部发热。这种乳头大往往在停哺乳几个月以后或者需要半年左右的时间，可以恢复至正常大小，不需要任何干预。而且乳房的发育是有明显个体差异的，所以巨大乳头本身是没有太大问题的，一般认为，只要没有病理性改变，都可以不用过度关注。生理性或因使用某些药物导致的乳头巨大，常常可以自行消退，或在停药后消退。但是如果乳头有异常溢液，乳房出现包块，或伴有明显疼痛，我们就要提高警惕，密切观察，积极处理。与其他乳头异常的日常养护方法相似，巨大乳头的女性也要注意规律作息，适度运动，另外还要注意避免经常挤压、刺激乳头。对于病理性乳头增大，或男性出现乳房肥大、乳头巨大，则要认真寻找病因，并根据病因，尽早采用积极有效的治疗方法，避免病情迁延，变生其他疾病。乳头巨大持续存在影响形体与心理健康者，可以选择乳头缩小术进行改善。

（4）乳头疼痛

新生儿的含接是产妇乳头疼痛发生与否的关键，含接不良是造成乳头疼痛的最重要原因。婴儿正确含接时，乳头、乳晕及内部的乳腺组织被婴儿含入口腔，乳头可以延伸至原来的3倍长，到达婴儿口腔的软硬腭交界处，被舌头形成的凹槽包裹。婴儿的舌头由前向后呈波浪形滚动，挤压乳腺管使乳汁移出，这时乳头不感到疼痛。但如果婴儿含接不良，拉长的乳头会在硬腭处被舌头与硬腭摩擦，负压也常常会造成乳头针刺样或撕裂样疼痛。所以国内外研究均认为预防母乳喂养相关的乳头疼痛最有效的方法就是进行哺乳姿势及含接技巧的教育，但使用 WHO 的标准姿势指导产妇正确哺乳体位和含接，仍有较高的乳头疼痛和乳头损伤发生率。这可能与产后早期产妇的疲劳状态有关，产后早期由于新生儿生理结构的特殊性，初始胃容积小（7ml~10ml），胃排空时间短，因此需要频繁哺乳才能满足其生长需要。而频繁哺乳对于新生儿的母亲来说，意味着长时间保持哺乳的姿势，虽然所有哺乳姿势都要求给哺乳者提供足够的支撑，但很多产妇在频繁喂养过程中仍然容易产生手臂、腰部的酸痛疲劳感。疲劳和频繁的哺乳需求使产妇降低了对哺乳姿势舒适性的要求，在哺乳姿势中原本重要的支撑物变得"麻烦、不紧急"，许多产妇选择牺牲自己的舒适换取新生儿的吸吮，但往往事与愿违，不舒适或不易坚持的姿势使产妇身体僵硬，更容易放弃母乳喂养，所以一个合适的喂养姿势能够大大地提高母亲喂养时的舒适度。

　　哺乳期乳头疼痛是哺乳期妇女，特别是初产妇在哺乳期常见的一种症状，形成的原因大致有如下几点：第一，很多初产妇刚开始哺乳的时候，由于婴儿吸吮的力量比较大，有的会引起哺乳期乳头的疼痛，但一般来说，过几天后疼痛就会慢慢减轻。第二，由于哺乳方法不正确，或者婴儿咬破乳头，引起乳头的皲裂而产生的疼痛。第三，乳头的一些炎症，如平常不注意卫生导致的乳头炎，还有乳头的一些皮肤病，如湿疹也会引起疼痛。所以，哺乳的时候一定要养成很好的哺乳习惯，平常注意清洗乳房和乳头。如果出现乳头的破溃或者炎症，可以在喂完奶后，使用一点儿金霉素眼药膏涂在外面，也可以在孩子吃完奶后挤一滴奶水，涂在乳晕和乳头上，起到润滑的作用。如果乳头很疼，还伴有发烧、乳腺红肿等症状，一定要到医院及时就诊，排除急性乳腺炎的可能。

　　①使用正确姿势哺乳：乳头部位聚集着非常多的神经末梢，

其感觉灵敏，易受刺激，所以孩子吸吮乳头会给母亲造成疼痛不适感。这时，调整哺乳姿势至母亲和孩子都感觉舒适的位置，让孩子口唇充分含住乳头、乳晕，从而完成有效吸吮，能够有效缓解母亲的疼痛症状。对于疼痛剧烈的母亲，可以用"少量多次"的哺乳方式，即缩短每一次哺乳时间，并适当增加哺乳次数，给乳头一个慢慢适应的过程。随着乳头对吸吮刺激的耐受性提高，母亲会渐渐感觉乳头不再像之前那样疼得剧烈，这时就可以逐渐延长每次哺乳时间，有规律地哺乳。这其实就是一个提高"痛阈"的过程。运动学研究表明当人体处于坐位，后背无支撑物，上半身直立或向前倾时，身体的重心位于两个坐骨结节之间，容易导致耸肩、驼背的"打字员体态"，并且这种姿势使人体重心不稳定，肌肉处于紧张状态，引起交感神经兴奋，分泌儿茶酚胺，影响情绪和内分泌变化，增加产妇对乳头疼痛的感知和灾难化认识。而且哺乳母亲与婴儿之间通常有一个距离，母亲平视时无法直接看到婴儿的眼睛与之交流，更容易分心走神，使哺乳由母子亲密行为变成简单的执行操作。生物养育理念指导下的半躺的姿势，则使身体重量由尾骨、坐骨和骶骨共同构成的骨盆结构分担，符合人体生理解剖结构，能够使哺乳时身体更轻松、舒适。半躺式哺乳时产妇也需要使用支撑物承托身体，但支撑方法简易，与平时的"葛优躺"类似，更符合普通人的日常生活行为。神经内分泌学认为生产养育后代对母亲来说是重塑神经元的过程，婴幼儿的依赖对母亲激素、神经和肌肉都是重要刺激，使母乳喂养的母亲有更强的耐受压力的能力、更强的学习和记忆力以及更少的焦虑和恐惧感。而对婴幼儿来说，亲密、安全的母乳喂养能够调节其生理状态，提供积极感受和促进脑神经完成最优连接。半躺式姿势时，婴儿趴在母亲身上，两者"零距离"，母亲身体肌肉放松，更可以直接与婴儿进行目光交流，并能更顺利地发现和读懂婴儿发出的信号，进行更亲密的母婴互动。

因此，采用半躺式哺乳姿势时，婴儿俯趴能与母亲有更多的皮肤接触，激发原始反射实现正常含接，减少乳头疼痛发生率，进而有利于母乳喂养，同时也还有几个小方法，第一，哺乳时先以健侧乳房开始，以减轻对患侧乳房的吮吸力，让乳头和一部分乳晕含吮在婴儿口内，以防乳头皮肤皲裂加剧。第二，在哺乳后挤出少量的乳汁，涂在乳头和乳晕上，短暂暴露和干燥乳头，靠近窗户照射阳光最好。由于乳汁具有抑菌作用，且含有丰富蛋白质，有利于乳头皮肤的愈合。第三，预防感染，可以用复方安息香酸酊、鱼肝油铋剂擦涂乳头，可以促进乳头表面皮肤的愈合，减轻乳头疼痛的发生。还有在不哺乳时，可以用冰块等冷敷乳头，可以减轻乳头的疼痛。

②穿着纯棉、宽松的胸罩：胸罩过紧，或胸罩面料为化纤等质地时，衣服会与乳头反复摩擦，加重乳头疼痛的症状。所以，我们建议哺乳期的妈妈要穿纯棉、宽松的胸罩，使用防溢乳垫时也尽量选择全棉质地的，并及时更换，保持乳头部位干爽。

③要营造一个安静的哺乳环境：随着孩子月龄增大，他们越来越容易被各种各样的声音、画面所吸引，并喜欢探索丰富多彩的世界。当孩子在吃奶时听到或看到新奇的声音或物品，可能会猛地转头，使乳头被拉扯，导致母亲乳头损伤、疼痛。在安静的环境里哺乳，可以有效避免外界环境对孩子的影响，但是，母亲仍要保持警觉，除了及时纠正孩子不正确的吸吮姿势外，还要防备孩子突然啃、咬乳头。尤其是在孩子吃得半饱

时，若发现孩子不再专注吸吮，而是边吃边玩，或略微松开口唇向乳头方向滑动，母亲就要当心了，可以通过改变孩子的姿势，或把手指放进孩子口中，以避免乳头被咬。很多时候，孩子是为了舒缓长牙期间牙床肿痛不适，才会咬母亲乳头的，这种情况下，母亲可以给孩子准备牙咬胶，也可以用柔软的纱布包裹在自己的手指上，蘸上温水，像刷牙一样擦拭孩子的牙龈。

④采用合适的吸奶器进行吸奶：吸奶器吸力过高、乳头未在吸奶护罩中间等均会导致乳头水肿，形成水疱。建议吸奶器护罩尺寸应与乳头大小匹配，一般吸奶器护罩尺寸比乳头直径大 2mm，护罩应紧贴乳房皮肤，但不能压迫乳腺管。另外，吸奶过程中保证乳头能在吸奶罩杯管道中自由移动，吸奶压力以产妇能适应的最大吸力为宜；吸奶后应保持乳头的清洁干燥。

⑤在温度适宜的环境下哺乳，保持心情愉快舒畅：母乳喂养期间乳头血管出现痉挛，即雷诺氏现象，表现为乳头呈经典的三色变化（苍白、发绀、变红），乳头刺痛、灼痛，常发生在哺乳后或低温环境中。这时嘱产妇放松，避免紧张和压力；在温暖环境中哺乳，保证产妇乳房、身体、手脚温暖；哺乳后立即热敷乳头，避免乳头血管突然收缩；产妇避免食用易引起血管收缩、加重乳头疼痛的物质，如咖啡因、尼古丁等。

⑥避免过早使用人工奶嘴：从奶瓶中吸乳时，婴儿舌头位于口腔后部，采用抽吸式吸吮；而母乳喂养时，婴儿需将舌头外伸呈杯状环绕乳头，乳头位于其口腔深部，进而通过舌头有节律的波浪式运动挤压乳房吸出乳汁。因采取两种不同哺乳方法时婴儿的含乳方式不同，过早使用人工奶嘴可能导致婴儿难以适应两种吸吮方式的切换，而习惯性采用吸吮人工奶嘴的方式吸吮母乳，导致含乳过浅，进而使乳头长期受到摩擦而产

生损伤。因此，建议在母乳喂养早期尽量不使用人工奶嘴。因乳头疼痛导致中断哺乳以及长时间仍不能缓解乳头疼痛时，部分产妇会选择暂时中断母乳喂养的次数来保证后期的母乳喂养。当母乳喂养中断时，需要通过定期泵乳来保证乳汁的产量。建议尽量采用双边吸奶器进行完全泵乳，每次15分钟，每日8~12次或是匹配婴儿的吸奶节奏进行泵乳；选择与罩杯大小合适的吸奶器，根据疼痛情况调节吸力设置，避免加剧乳头疼痛；母乳喂养中断期间，多进行母婴肌肤接触，以便适应后续的母乳喂养。

⑦保持乳头清洁卫生：乳头感染念珠菌或酵母菌。乳头感染念珠菌与哺乳早期乳头损伤、产后使用抗生素及阴道念珠菌感染等有关。当婴儿发生鹅口疮，即感染酵母菌时，表现为脸颊内侧和牙龈处出现白色斑块，这也将增加母亲乳头感染念珠菌的风险。当乳头发生念珠菌感染时，表现为乳头局部剧痛或乳腺导管深部灼痛，乳头呈粉红光亮或微微干燥起皮。当发生上述情况，建议控制感染并给予针对性护理。因为念珠菌适宜在黑暗、潮湿的环境中生长，故建议产妇保持乳房清洁干燥，必要时可采用暴露疗法；阻断病原菌的传播，产妇如厕或换尿布前后做好手卫生等工作；与产妇乳房接触的物品，如胸罩、吸奶器等需煮沸消毒，每日1次，每次至少20分钟；指导产妇少食或不食含糖及饱和脂肪酸的食物，增加益生菌、大蒜、锌和B族维生素的摄入；若产妇乳头已感染念珠菌，指导其丢弃婴儿含嘴物品，如奶瓶、乳头、奶嘴和牙胶等。治疗念珠菌感染的同时还需治疗其他部位的感染，如婴儿鹅口疮、婴儿尿布区和产妇阴道念珠菌感染等。另外，念珠菌感染很容易复发，建议遵循整疗程治疗；还可以局部使用水凝胶敷料。水凝胶敷

料基于湿性愈合的原理，能防止伤口结痂和开裂，可有效缓解乳头疼痛。使用时，可以采用冷却的水凝胶垫于受伤乳头部，以提升产妇舒适感，且使用前后产妇应该清洁双手及乳头。同时，注意观察局部的乳头情况，水凝胶敷料如有浑浊应及时更换，伤口若有出现感染的迹象，如果出现发红、有脓液、臭味，应该立即停止使用。

（5）乳头皲裂

乳头皲裂是哺乳期常见的一种疾病，轻者只是乳头表面出现细小裂口，严重者可有水疱、溃疡，局部渗液或渗血，孩子吸吮时，乳头部会出现剧烈疼痛，有些母亲可能因为疼痛剧烈而停止哺乳。乳头皲裂常发生在哺乳的第一周，初产妇多于经产妇，分娩后第3~7天为发病高峰期。

①哺乳技巧：乳头皲裂的母亲既要完成哺乳过程，又要尽量减轻疼痛，还要促进伤口及早愈合，那么掌握一定的哺乳技巧就非常重要了。母亲要勤哺乳，以利于排空乳房，使乳头变软，更利于孩子吸吮；哺乳时要变换不同的体位，使孩子的嘴唇在乳晕的不同位置交替用力，从而避免对乳头某一位置的过度刺激；可先用疼痛较轻的一侧乳房哺乳，以减轻孩子对另一侧乳房的吸吮力，并保证乳头和一部分乳晕都被孩子含在口中；哺乳后可挤出少量乳汁涂抹在乳头和乳晕上，并晾干，或涂抹羊毛脂软膏；胸罩要尽量宽松、透气，无明显乳汁自行外溢的情况时，尽量不使用防溢乳垫；若乳头疼痛剧烈，可暂时停止直接哺乳，给乳头一个休息的机会。

②日常养护：涂抹蛋黄油，蛋黄为高营养物质，涂于患处能改善局部营养状况并能迅速被皮肤黏膜吸收形成保护膜，促进肉芽新生，抵御外界细菌侵袭；另外，蛋黄油无毒性，婴儿

吸入口内无任何不良反应。其具体制作方法是：将10枚鸡蛋煮熟去壳和蛋清，将蛋黄放入锅内，中火持续翻炒约15分钟后蛋黄炭化变黑，继续煎炒5分钟即可出现黑褐色浓稠蛋黄油，去渣油后将蛋黄油装入清洁瓶内备用。其治疗方法是先用温开水将乳头清洗干净，再用无菌棉签蘸蛋黄油涂于患部，保持干燥，每天3~4次。如双侧同时皲裂者可交替涂用，间隔4~5小时哺乳1次，且保持正确的哺乳方法，哺乳后再次涂上蛋黄油。

美宝湿润烧伤膏护理乳头皲裂，美宝湿润烧伤膏具有保持创面生理湿润环境、消炎、去腐生肌、促进病变组织愈合的作用，在治疗期间可继续哺乳且无不良反应。其具体方法是在患侧局部外涂湿润烧伤膏创面暴露治疗。4~6小时涂药1次，药膏厚度不超过1mm，每次换药前将残留在创面上的药物及液化物拭去，尽可能将患侧乳头暴露在空气或阳光中。夜间或在不方便场合下，为防止药膏流失可用乳罩临时遮挡。治疗期间不断奶婴儿吸吮时拭去药膏用温水毛巾敷乳头及乳房1~2分钟，吸吮前先将几滴奶挤出、弃掉，吸吮结束后再次涂药。单侧患病者为预防健侧患病，可预防性外用湿润烧伤膏方法同上。

中药外敷护理乳头皲裂，其具体方法是将白芷10g、白芨10g、当归10g、三七5g、甘草5g，研为极细粉末备用，用蜂蜜或香油将其适量调成糊状，用干净毛巾湿敷后将上药涂于患处3~4次/d，哺乳时用香油擦掉。本方具有祛风散结、活血、化瘀、消肿止痛、祛腐生肌功能，加之蜂蜜或香油起到湿润、保护作用，因此疗效明显。

③乳头皲裂的预防：孕妇可以做好孕期的乳房护理、孕期产检常规从而进行乳房检查，及时纠正扁平、凹陷乳头。孕3个月后每天用清水清洗乳头，然后用干毛巾摩擦乳头，擦拭

时勿造成乳头的刺激感或酸痛。也可以指导产妇使用少量油脂涂于大拇指和示指上，轻揉地旋转乳头30秒，将油脂均匀地涂在整个乳头上，有助于增加乳头的韧性，减少哺乳期乳头皲裂的发生。但切忌用肥皂、酒精清洗乳头，因为肥皂和酒精可除去乳头周围皮脂腺所分泌的保护皮肤的油脂，乳头过于干燥，易皲裂而受到伤害。

（6）乳头白点

如果哺乳期乳头上有白点是因为乳汁在乳腺开口处凝集，形成小奶块，堵塞乳管在乳头上开口的位置，然后出现白点，只需要把奶挤通白点就能消失。平常的时候乳头有白点是因为乳头本身皮脂腺就非常多，皮脂腺开口如果有堵塞或者排出不畅也会出现白点，常常是灰白色。注意乳头的卫生，可以用温湿毛巾湿敷，清洁干净以后可以把白点挤出来。可能清洗干净以后白点就没有了，表面脱落的皮屑和皮脂联合在一起堵塞皮脂腺的开口。如果白点周围出现红、肿，可以用红霉素软膏在局部进行使用。

①掌握哺乳技巧，勤哺乳。通过纠正孩子的衔乳姿势，使孩子能衔住乳头和大部分乳晕，并增加哺乳的频率，乳头上的"小白点"或"白疱"可能就被孩子吸破了，堵塞的乳管立刻就会通畅，会有大量乳汁从乳头部喷涌而出，乳房包块也会随之消失。

②母亲要清淡饮食，勤喝水。许多乳头"白点"是因母亲的乳汁过于黏稠，流动性差，而聚积在乳腺管中，堵塞乳腺管和乳头导致的。这一类型的母亲多喜欢吃肥腻、煎炸、辛辣食物。母亲应该清淡饮食，少量多次饮温开水，以增强乳汁流动性，减轻孩子吸吮阻力。

③哺乳前，可以用温水浸湿毛巾后湿敷乳头。温水毛巾湿

敷，可以起到促进局部血液循环、软化乳头的作用，湿敷后，孩子更容易吃破"小白点"或"白疱"。需要注意的是，水温不要太高，每次敷5~10分钟即可。

④不推荐使用吸奶器，若使用时吸力也不宜大。在乳腺管通畅度不太好的时候，吸奶器很难顺利吸出大量乳汁。为了吸出更多的乳汁，母亲常常会增大吸奶器的吸力，但往往不能增加乳汁量，反而使乳头因承受过大的负压吸引而出现"白点"或"白疱"，有时还可能出现水疱覆盖整个乳头表面，导致哺乳困难，乳头疼痛。有些"白点"或"白疱"甚至会在与吸奶器的反复接触、摩擦中发展为皲裂。

⑤若需挑破乳头"白点"，需请医生操作。很多母亲喜欢用针挑破乳头上的"小白点"，对于因乳汁过于黏稠而堵塞乳孔的母亲，用针挑破"白点"后，乳汁会大量涌出，症状立刻缓解，这一办法我们在临床也经常使用。但我们不建议妈妈在家中自行操作，一是无法做到所用工具无菌，二是无法保证操作过程无菌。若因挑刺导致乳头出血、感染，就得不偿失了。

（7）乳头湿疹

哺乳期在乳头、乳晕等部位出现暗红色皮肤红斑、丘疹、丘疱疹，伴有瘙痒、糜烂、渗出、裂隙、疼痛等表现，叫做乳头湿疹，其边界清楚，皮损常呈棕红色，表面糜烂，间覆以鳞屑或薄痂，有浸润时可发生皲裂。患者常自觉瘙痒，有时兼有疼痛。本病好发于年轻女性，部分患者顽固不愈，病程反复迁延。中医指出该病总由湿热之邪为患，肝失疏泄，脾运失职，津液输布失司，致水湿停聚，郁久化热。日久湿热耗伤阴血，致血虚而化燥生风，风、湿、热搏结，郁阻经络腠理，循经而发为乳房湿疹。该病尤好发于哺乳期女性，哺乳期气血当上行化乳，然产后气血亏虚，肝失所养，易疏泄不利，气郁化火，痰瘀内生，终导致气、血、痰邪郁滞乳络而发为乳房湿疹。当停止哺乳时，气血调和，疏泄得利，故亦常能治愈。其与精神紧张、经常使用肥皂清洁乳头、乳头局部经常蓄积乳汁或汗液、长期穿着紧身胸罩或使用防溢乳垫使局部透气性差，以及孩子吸吮对乳头产生物理刺激等有关。

①日常护理：积极寻找病因，对工作环境、生活习惯、饮食、嗜好及思想情绪等做深入、系统排查，以除去所有可能的致病因素，让妈妈能保持积极乐观的情绪。避免各种外界刺激，如热水烫洗、暴力搔抓、过度洗拭，避免接触容易导致母亲过敏的物质，如皮毛制品等。

②哺乳前，母亲要养成良好的卫生习惯，勤换胸罩，保持乳头清洁与干燥。同时要注意孩子的口腔卫生，避免反复交叉感染。避免易致敏和有刺激的食物，如鱼、虾、肉、蛋、牛奶、浓茶、咖啡、酒类等。需用药的哺乳期母亲需要在专业医生的指导下足量、足疗程用药，并遵医嘱定期复诊。不可擅自用药或超量用药、长期用药，以免出现多种药物副作用。若湿疹严重，母亲可以选择回乳。如果经过治疗，症状却迁延不愈，或不断加重，则更加需要复诊、评估，以排除乳房的其他严重疾病。个别产妇受传统坐月子期间不能洗澡的陋习影响，产后不敢洗澡。产妇分娩时，会大量出汗，同时还会流出很多分泌物，产后如果不洗澡，身体的卫生状况不佳也是出现湿疹的诱因。因此产妇要及时洗澡，但避免盆浴。皮疹及水疱处用炉甘石洗剂外涂，保持清洁干燥。脱皮处涂湿润烧伤膏，其的主要成分为黄连、黄柏、黄芩、地龙、罂粟壳，每4~6小时更换新药，换药前需将残留在创面上的药物及分泌物拭去。尽量减少外界

的不良刺激。及时修剪指甲，禁止搔抓皮肤、外用肥皂、热水烫洗等。要经常用温水对患处进行局部清洗，避免使用油脂性护肤品或化妆品，以免刺激油脂的分泌。穿纯棉织品，避免穿着毛制品或尼龙织品的衣裤。衣裤要薄厚适宜、透气，并且要清洁、舒适、宽松、柔软，过紧、过硬、不洁净的衣物会对皮肤产生不良刺激。

4. 哺乳期急性乳腺炎

哺乳期急性乳腺炎的原因可能是：喂奶不够频繁；婴儿无效的吸吮；母亲衣服太紧；乳房受压；喂奶时因担心婴儿鼻子被堵，母亲用手指压住了腺管；母亲的乳房大；乳头皲裂；使细菌得以进入，导致发生哺乳期急性乳腺炎。让孩子多吸吮乳头，母亲保持良好心情，合理饮食，是最有效、最安全、最健康的防治哺乳期急性乳腺炎的方法。

（1）勤于喂食

月子中的孩子需要按需喂养，即"饿了就喂"。大概用1个月的时间，母亲和孩子就会形成比较稳定的喂养规律，白天间隔2小时左右喂养1次，晚上间隔3小时左右喂养1次。随着月龄增长，间隔的时间会更长，这样既能让孩子吃饱，又有充足的时间睡觉和玩耍，有利于孩子成长。孩子的生理性胃容量是很小的。出生后3天，孩子胃的大小大致与玻璃球一样，一周时才能达到乒乓球大小，所以，是很容易填满的。而且，乳房是"智能"的，全母乳喂养的母亲只要按照孩子生理性胃容量的变化规律喂养，就能够保持乳房的充盈排空规律，而不必喂养后再过度挤乳。晚上睡觉前再尽量将乳房排空，避免睡着后不能及时挤乳，导致乳汁瘀积。

（2）保持心情愉快，树立哺乳信心

患者产后情绪处于极不稳定状态，较其他时期更为敏感，且依赖性强，同时哺乳期是患者变角色及心理状态的关键期，在此期间若受到环境、心理、社会、疾病等因素的影响，极易导致患者发生各种身心障碍。良好的心理状态有利于乳汁产生及排出。本研究结果显示，哺乳期急性乳腺炎患者的负性情绪特征主要为焦虑、担忧、抑郁。负性情绪的原因主要为难以适应治疗状态，乳汁堆积，对病情缺乏了解，家属态度冷漠，乳房或者乳头疼痛，害怕乳头、乳房缺陷，疲劳感。其中难以适应治疗状态构成比远高于其他原因导致的不良情绪。近年来随着越来越多女性选择进入职场，产后职场压力再加上乳汁堆积，乳房或者乳头疼痛、缺陷等均会对患者生活、家庭造成一定困扰，继而影响患者生活质量，导致焦虑、担忧情绪加重；而家属态度冷漠、持续性的疲劳感等家庭环境也会导致患者情绪波动过大，不安感增加，进而产生抑郁情绪。此外，来源于网络的不正确疾病知识也会加重患者担忧情况。

乳汁分泌与神经中枢关系密切，过分紧张、忧虑、愤怒、惊恐等情绪可引起乳汁瘀积，也就是中医讲的肝郁气滞造成的积乳，而乳汁瘀积又是导致哺乳期急性乳腺炎的重要原因之一，因此母亲保持心情愉快是非常重要的。西医学认为，母亲生气时，会产生一种叫去甲肾上腺素的物质，进入乳汁后就是一种"毒素"。这时候如果给孩子喂奶，可能导致孩子出现情绪急躁、脸色发红等表现，并使孩子的抗病能力下降，轻者会长疮疖、疹毒，重者可能发生感染性疾病甚至死亡。国外有一家机构研究了600多位体弱多病的婴儿，发现他们的母亲大多在哺乳期曾与家人发生过争吵。因此，在母乳喂养的过程中调整好心态，保持心情舒畅十分重要。

此外，加强健康教育，为患者供专业健康教育服务，可显著提高患者对疾病认知程度，缓解患者紧张情绪。针对难以适应治疗状态、疲劳感较强的患者，需要以母婴关系为切入点，激发母爱潜能，同时讲述治疗成功案例，促使母亲适应角色转变，积极摆脱现状。针对乳汁堆积、乳房或者乳头疼痛等疾病本身因素，可采用乳房按摩等手段，促进淤积乳汁排出，刺激泌乳反射，减轻乳房肿胀症状，必要时采用吸乳器等辅助患者分泌乳汁。而排乳后涂抹母乳滋润皮肤等可提高患者舒适度，缓解紧张情绪。针对家属态度冷漠情况，护理人员需要做好家属沟通工作，与家属一起共同为患者提供正性情感支持，能够帮助分担患者家庭压力，使其可以快速适应角色转变。此外，通过降低患者母乳喂养不适反应及心理负担，可进一步提高对于母乳喂养接受度，继而提高母乳喂养意愿，降低回乳及并发症发生风险。

（3）确保哺乳姿势及吸吮方式正确

90%的母亲是因为孩子吸吮方式不当导致乳汁不足或乳汁排出不畅，从而诱发哺乳期急性乳腺炎。调整哺乳姿势后，大部分母亲都能看到孩子的有效吸吮，听到吞咽声。首先，孩子吸奶时，含的应该是妈妈的乳晕而并非乳头，而且嘴巴要张得很大，上下嘴唇外翻，以利于吸吮时对乳晕的推按。另外，孩子的两颊应该鼓起，并非凹陷；孩子的下巴应该和母亲的乳房贴得很近。母亲只有听到孩子吞咽的声音，才证明孩子真的吃到了乳汁。若只是听到很响的"啧啧"声，则往往代表孩子虽然卖力吸吮，但实际并没有吸到乳汁。有的孩子每次吃奶都要1个小时左右，甚至含着乳头睡着了，并且一离开母亲的怀抱就醒，继而哭闹。很多母亲对这一现象烦心不已，以为是自己的乳汁不够，不能喂饱孩子，而心理压力骤增。

其实这种情况更多是由不良的喂养习惯导致的，孩子在看似吃奶的时候可能早就睡着了，母亲的乳头只发挥了安抚奶嘴的作用。所以，无论对待多大月龄的哺乳期孩子，都不要让其养成含着乳头睡觉的习惯。当母亲发现孩子吃奶过程中停止吸吮，甚至已经睡着了，可以用手指轻拉孩子的耳朵，或者把乳头从孩子嘴里抽出，令孩子醒来，继续努力吃奶。因孩子含乳而睡引发的哺乳期急性乳腺炎，临床也是屡见不鲜。当孩子开始长牙了，不良的哺乳习惯更会导致乳头外伤。

（4）及时排空乳房

刚刚生产完的母亲在每次充分哺乳后应挤净乳房内的剩余奶水，这样能促进乳汁分泌增多。因为每次哺乳后进行乳房排空能使乳腺导管始终保持通畅，乳汁的分泌、排出就不会受阻。乳汁排空后乳房内张力降低，乳房局部血液供应好，也避免了乳导管内压力过高而对乳腺细胞和肌细胞造成损伤，从而有利于泌乳和喷乳。

但是，产奶量已经很大的母亲则要慎重排奶。充分有效地哺乳后，如果乳房仍然涨奶，可以用按摩手法适当排出一些，避免发生乳汁瘀积和哺乳期急性乳腺炎。但这时不建议像刚生产完时那样排空，从而防止乳房产奶量越来越多，越来越偏离孩子的实际需求，使供需不平衡。母亲自行排奶，可以参照此方法：双手呈"C"形，对握乳房，自乳房根部向乳头方向平推使乳汁自乳头溢出。

（5）双乳交替喂养

母亲在哺乳时，可以两边交替哺乳，这样可以保证孩子吸到充足乳汁的同时，断奶后不会导致母亲出现大小奶的情形。

在哺乳期间，由于身体激素的变化，导致产后母亲肌肉的力量下降，如果长期地保持一种喂养姿势，会使关节和韧带的负担加重而导致身体方面出现疼痛。母乳喂养最好的喂养姿势是双方都感觉舒适的，会更有利于孩子的吸吮，同时避免压迫到牙颌骨的正常发育。另外，不管采用哪种喂养姿势，孩子的身体都需要与母亲亲密地接触，并保证嘴巴和乳头处于同一个水平位置。心情舒畅，体位舒适，并保证哺乳期间全身性肌肉的放松。喂奶时间间隔不宜过长，否则会导致孩子的饥饿感增加，在吸吮的过程中会导致过多的空气进入，导致孩子发生呛奶。

在给孩子哺乳时，开始时先左右两侧交替进行，即在大量乳汁涌出前，每次喂奶都让孩子交替吸吮两侧乳房；等到乳汁开始大量分泌后，再左右依次喂养，每次先喂一侧乳房，直到孩子自己松开，才开始另一侧。待到下次喂奶时，则由另一侧乳房开始，如此更替。只有这样，才能让孩子既吃到前奶，又吃到后奶。对于发生乳汁瘀积或哺乳期急性乳腺炎的母亲，应该延长哺乳间隔时间，并先在阻塞的一侧乳房进行哺乳，因饥饿的孩子吸吮力最强，能更加有效地吸通乳腺管。

（6）佩戴合适的胸罩

哺乳期的母亲如果不戴胸罩，乳汁充盈后，乳房会因为重量增加而明显下垂。但是，如果佩戴了尺寸不合适的胸罩，不但不能解决乳房下垂的问题，还会成为对乳房的另一个伤害，诱发哺乳期急性乳腺炎。因此，哺乳期胸罩的选择还是很有讲究的，既要选择合适的型号和质地，并随着乳房的大小变化而更换尺寸，还要方便哺乳，这样不仅喂养孩子更加方便，还对乳房起了很好的保护作用，使得它有了支撑和扶托，帮助乳房血液循环畅通，对促进乳汁的分泌和提高乳房的抗病能力都有好处。

（7）保持乳头、乳晕清洁

母乳喂养前反复擦洗乳头、乳晕，甚至整个乳房，或用消毒纸巾擦乳房并挤出几滴母乳再喂养，这是很多哺乳期母亲经常做的事情，认为这样才能保证孩子吃到最干净的乳汁。其实，这是没有必要的。孩子出生后吸吮母亲乳房时，首先接触的是母亲乳头上需要氧气才能存活的需氧菌，继之是乳管内在无氧条件下存活的厌氧菌，然后才能吸吮到乳汁。因此，正常的母乳喂养过程就是先细菌再乳汁的有菌喂养过程。只要乳房没有肉眼可见的污物，就没有必要过度清洁。细菌随乳汁一同进入孩子的消化道，是人类消化道正常菌群形成的最初基础。这也是为什么在前面讲到乳房出现脓液，又没有更好的方法处理时，可以考虑让孩子吸吮的原因，这对母亲和孩子都是无害的。当然，有乳头皲裂或破损的母亲，在哺乳后可以用碘伏涂擦破损处，促进伤口愈合。这种情况下，下次哺乳前则要清洁乳头，去掉碘伏残留。

（8）合理膳食

过度节食或过度补养都会伤害哺乳期母亲及孩子的身体健康，尤其是后者。例如，一些胖母亲反而乳汁稀少，或虽然奶水很多，但都是脂肪，经常因乳汁流通不畅而导致乳腺堵塞。因此哺乳期应尽量保持清淡饮食。产后1周内或急性乳腺炎期间不可饮用任何下奶的汤汁，产妇饮食应清淡而富有营养，如豆制品、瘦肉、鸡蛋等食物，少食多餐，多饮水。不吃或少吃生冷、油腻及有刺激的热性食物，以多吃易消化为主，多食清淡食物，防止食积不化，郁而生热。平时保证充分睡眠和增加户外活动，增加身体抵抗力，预防因上呼吸道感染等加重疾病、迁延病程等。禁止食用生冷、辛辣刺激性食物，应多食水果、蔬菜、豆制品等食品。待乳腺管疏通、炎症消失后，方可饮用催乳汤汁。

避免外力损伤乳房。在整个哺乳期内，乳腺导管都处于扩张状态，很容易受伤。所以母亲在跟孩子玩耍的时候，注意保护乳房，避免乳房被撞伤；睡觉时如果侧卧也应注意不要压到乳房侧面，并避免长时间保持侧卧姿势。在生活和工作中，要避免被其他硬物碰触而损伤乳腺导管，或上肢过度用力，尤其是在乳房充盈的时候，以免引起局部水肿，诱发乳汁瘀积甚至哺乳期急性乳腺炎。

（9）避免非专业按摩治疗

乳腺疏通按摩是非常专业的医疗操作，尽量不要让非相关医学专业人员给予治疗，以免加重损伤。乳腺疏通按摩也是中医的一种有针对性的治疗手段，但技师或医生必须掌握有关生理、解剖、神经、肌肉走向等医学知识。如果按摩时动作粗暴、手法不当，很容易加重乳腺损伤，造成被按摩者软组织损伤、关节脱位及骨折等，严重的会造成瘫痪甚至危及生命。另外，乳房是用来哺育孩子的，其产生的乳汁是孩子赖以生存的物质资料。现在，有很多人推荐对乳房进行日常按摩保养，"有病治病，无病强身"，我们是不太赞成的。再娴熟的手法，都难免在治疗过程中造成乳房深部组织的损伤。就像一个西瓜，直接切开可能就是脆沙瓤，但是如果在地上滚一个小时，再切开就是一汪水了。杀敌一千，自毁八百，这种随意的"保养"，不可取。若母亲的炎症情况较重，遵医嘱使用抗生素；暂停哺乳，改用吸奶器将乳汁吸出；若有脓肿形成，则切开引流。指导母亲穿宽松的衣服，选择合适的哺乳胸罩，夜间应将乳罩脱掉，并注意侧卧时避免乳房受压。

（10）积极矫正乳头畸形

有的母亲因为先天性乳头偏大、乳头扁平或乳头内陷，导致孩子不愿吸吮，或者根本就含不住乳头，而使乳汁不能被及时排出，瘀积于乳腺导管，形成哺乳期急性乳腺炎。对于内陷或扁平的乳头，母亲应该在孕期就进行处理，不要等到需要哺乳了再纠正。如果不幸拖到了哺乳期，产后的乳头塑性就更为关键。方法是轻揉乳头，按摩乳晕，提拉乳头，等乳汁出来后，乳头自然会变软，孩子含接就方便了。操作时，注意按摩手法要轻柔，不可生拉硬扯，如果揉捏手法过重，容易损伤乳腺导管和腺体组织，如形成乳晕肿块，造成更大的麻烦。另外，模拟乳头外形设计的乳头保护罩，能帮助乳头内陷或扁平的母亲授乳。通过使用保护罩，孩子可以吸吮到母亲的乳汁，尤其是含有大量免疫因子的初乳。对那些习惯使用奶瓶的孩子，通过使用乳头保护罩，可以让孩子逐渐过渡到适应直接吸吮母乳，最终实现全母乳喂养。

（11）全身症状明显时可服用清热解毒的药物

发生急性乳腺炎时一般不要停止母乳喂养。一方面，乳腺炎是乳房组织感染，乳汁并没有受到污染；另一方面，停止哺乳不仅影响喂养孩子，而且增加了发生乳汁瘀积的概率。所以在感到乳房疼痛、肿胀，甚至局部皮肤发红时，不但要喂奶，还应先用发生感染的一侧乳房哺乳，并尽量让孩子把乳房里的乳汁吸吮干净。同时，母亲可配合服用有清热解毒功效的中药汤剂或成药。

很多母亲会在生病时停止母乳喂养，担心传染孩子，但实际上真的需要暂停母乳的疾病很少，而且母乳中的抗体能够提供保护。但生病也不要硬抗，母亲应当及时就诊，毕竟健康的母亲对孩子和全家都是非常重要的。母亲可能会担心服用的药物会通过乳汁给孩子带来伤害。虽然大部分药物会不同程度地进入乳汁，但大多数药物的转运量相当低，很少会对孩子产生影响。一般来说，初乳阶段乳腺细胞结构容易让药物穿过，但初乳量非常有限，实际进入孩子体内的药物剂量也非常低。而在成熟乳阶段，由于血乳屏障的存在，多数药物对哺乳期孩子来说是相对安全的。医护人员和家长都需要知道，有明确证据提示，如果因为担心药物而停止哺乳换用配方奶时，反而可能给孩子带来风险。

为了降低药物可能的影响，建议哺乳期用药可以考虑以下几点：如果母亲生病就医，请医生选择在哺乳期安全的药物，避免使用缓释或长效药物，尽可能避免长期用药。在医生指导下使用药物；母亲可以在哺乳后用药，这样就拉长距离下次哺乳的时间间隔；一般来说，需要中断母乳喂养的药物非常少。若不得已必须使用哺乳期禁用的药物，需要暂停哺乳时，母亲可以在医生指导下用药并按时吸奶，将挤出乳汁丢弃。待药物在体内基本清除后，可以继续喂奶。

当乳腺开始局部化脓时，患侧乳房可停止哺乳，并排尽乳汁，可让孩子吃另一侧健康乳房的母乳。只有在感染严重、脓肿切开引流后或发生乳瘘时，才应该完全停止哺乳，并按照医嘱积极采取回奶措施。此时应每隔4小时测量一次体温。如果持续发热，症状加重，如双侧乳房感染，奶中有脓或血，应及时使用抗生素等治疗；脓肿已经形成应及时切开引流。

（12）孩子吸吮可有效治疗乳腺炎

孩子有效吸吮并配合按摩，是治疗哺乳期急性乳腺炎的有效方法。但是，有的母亲担心自己患病后哺乳孩子，会对孩子身体带来不利影响。其实母亲不必担心，通过前面的介绍，我们已经知道，当乳腺出现炎性反应甚至化脓时，若使用按摩、

67

吸奶器、药物等方式治疗都难以彻底解决问题，就可以考虑让孩子吸吮。虽然脓液属于"坏物质"，但这些"坏物质"会进入孩子的消化系统，在胃酸和消化液的作用下，它们基本不会对孩子的健康产生伤害。因乳腺炎导致体温升高时，尤其需要孩子努力吸吮，因为只有彻底排空乳房，才有可能尽快降温。

另外，急性上呼吸道感染，如感冒、咽炎、喉炎、扁桃体炎等，也是导致哺乳期母亲发热的主要原因之一。当体温超过38.5℃时，很多母亲打算停止母乳喂养。我们认为这也不是绝对的。急性上呼吸道感染属于呼吸系统疾病，当母亲出现明显咳嗽、咳痰、体温升高等症状时，往往已经患病 2~3 天，在这段无症状期间，母亲早已与孩子共享了细菌或病毒。此时，继续哺乳正是为孩子提供母亲体内抗体的机会。如果母亲停止哺乳，孩子便无法获得免疫力，不利于身体健康。哺乳期母亲用药需要咨询专业医生，医生会根据母亲的身体状况给予合适的药物，这些药物往往代谢较快，或较少进入乳汁，不会影响孩子身体健康。但是，如果母亲患有某些严重疾病或慢性病，需要长期服药或使用毒性较大的药物，则不建议哺乳。母亲患某些传染病时，也不宜哺乳。总之，哺乳期母亲用药需严格遵照医嘱。

（13）保持心情舒畅，以免肝郁气结而加重病情

女性在哺乳期尤其是产后心理变化较大，经常会出现莫名的失落感。一旦出现急性乳腺炎，身体上的疼痛也会给心理带来负担。尤其是病情严重到需要手术的患者，他们一方面担心停止母乳后会对孩子带来影响，另一方面又害怕手术会影响胸部的美观。此时的家人一定要细心，并能够做到及时发现产妇的不良心理和情绪变化，给予耐心的聆听和疏导。家人与产妇保持良好的关系，创造温馨的环境，从而减少因身体不适而产

生的焦虑、恐惧心理。因为哺乳期妇女尤其是初产妇，在刚刚经历了角色转换后，心理的落差较大，很大一部分人一时间还适应不了母亲这个身份，再加上每天日夜不停地给孩子哺乳，致使产妇们身心俱疲，常常因为一件小事出现烦躁不安的情绪，此时如果家人不能理解，会使她们心情憋闷瘀积成疾。所以，家人尤其是爱人的理解和爱护就显得尤为重要。产妇常有心情不畅，多愁善感，一方面要忍受疾病带来的痛苦，另一方面还要担心新生儿的哺乳和健康等，更加重患者的心理负担。所以如果患有哺乳期急性乳腺炎，更要保持舒畅的心情，适量参加户外活动，加强母婴交流。护理时细心劝慰、开导患者，并指导家人关心、体贴产妇，使产妇减少疑虑，保持心情舒畅，这样有助于乳汁按时而下，肿块消散。

（14）如有乳汁颜色出现异常，应及时排空乳汁

急性乳腺炎患者在发病初期虽然有炎性反应，但并不影响正常的母乳喂养，此时可继续哺育婴儿。若突然停止哺乳不仅会影响孩子的正常营养吸收还会加重乳汁瘀积。患者应继续母乳喂养并及时排空乳房，存在婴儿吸吮困难时也可使用吸奶器或手法将奶挤出。在排奶过程中一定要观察乳汁颜色变化，当乳汁出现黄色脓性状时应停止母乳，但仍应及时将乳汁排空。

5. 早产孩子及唇腭裂孩子的喂养

对于不满 37 周的早产儿来说，母乳喂养是重要的医疗措施之一，母亲为孩子提供的母乳具有不可替代的作用。母亲需要了解更多关于早产孩子母乳喂养的相关知识，让孩子通过母乳喂养获得一个最佳的开始。

（1）喂养技巧

早产孩子难以依靠自己有效持续的吸吮获得生长发育所需的营养，或者会因为住院治疗出现母婴分离。因此，母亲需要使用高效的医用级吸乳器，及早、频繁、高效地进行吸乳，以便能获得足够的乳汁。越早开始吸乳，母亲越有可能产生充足的母乳。最好能在产后 1~2 小时内开始吸乳，越早越好；每天8 次以上，白天每隔 2~3 小时一次，夜间每隔 3~4 小时一次。使用医用级双侧电动吸乳器配合手挤奶来增加泌乳量。母亲可以向专业人员咨询如何制定吸乳计划。如果有条件，母亲应尽可能多地看望和陪伴孩子，进行袋鼠式护理。袋鼠式护理是指母亲（或父亲）与孩子进行皮肤接触，这样做不仅有助于母亲增加泌乳量，提供更多保护性成分，也有助于孩子拥有稳定的生理状态，帮助孩子尽快从胃管喂养、奶瓶喂养过渡到直接亲喂。在孩子身旁吸奶不仅能增加吸奶量，还能让母亲接触到孩子周围的微生物，产生对应抗体，通过乳汁为早产儿提供更多的免疫保护。

（2）早产妈妈吸奶送奶的注意事项

由于早产孩子更加脆弱，母亲需要确保母乳采集、储存和运送时的安全和卫生。每次吸乳前，应特别注意洗净双手，按要求仔细清洁、消毒吸乳配件和储奶容器。吸乳后按照医院的要求做好分装，标注好吸乳日期、时间、奶量、孩子信息等，确保容器密封良好，然后尽快放入冰箱保存。母乳运送过程中，应该使用保温性好的冰包和预冻的冰排 / 冰袋，保证运输途中保持低温状态。医护人员通常也会核对家长信息，确认容器密封良好，储奶容器上的信息清晰、准确才会接收。

（3）早产儿需要使用母乳强化剂

出生时胎龄较小、体重较轻的早产孩子，往往面临营养储备不足的问题，但他们的消化、吸收功能也较弱，通常不能喂很多。根据中国早产儿母乳强化剂使用专家共识，为了保证早产孩子早期生长发育，对出生体重＜ 1800 克的小早产儿需要进行母乳强化，也就是在妈妈吸出的母乳中添加母乳强化剂，增加母乳的能量密度和营养素含量。实际操作时，母乳强化剂需要加入到妈妈吸出的乳汁中使用。建议母乳强化剂在喂奶前加入母乳中，添加过程注意清洁操作，严格按医生建议的用量添加。喂养后未吃完的母乳要丢弃。

（4）唇腭裂孩子喂养

如果孩子有唇腭裂问题，对父母来说无疑是一个极大的挑战，喂养是首先需要解决的问题之一。唇腭裂孩子的喂养困难主要表现在口腔无法密闭，孩子的吸吮、吞咽和呼吸等功能都会受到不同程度的影响。喂奶时易呛奶、频繁打嗝，奶液可能从鼻腔反流等。唇腭裂孩子易发生反复呼吸道感染，而母乳含有丰富的免疫活性物质，因此坚持母乳喂养能够增强孩子的抵抗力，减少感染风险。

母乳喂养时为避免呛咳，应让孩子采取直立坐姿，不要平躺着吃奶；如果可以亲喂，母亲可用手挤压乳房促使乳汁喷出。如是唇裂，母亲可尝试用手指封住唇裂处，以增加吸吮力。如果孩子存在腭裂，可能难以直接哺乳，母亲可以吸出乳汁，使用唇腭裂专用的特需喂奶器进行喂养；由于孩子吸吮能力有限，母亲哺乳后需要用吸乳器吸乳，增加乳房排空度保持泌乳。同时将吸出的乳汁，用小勺或特需喂奶器喂给孩子，以保证孩子摄入足够的营养。

6. 回奶指南

回奶又称断奶，是指母亲在母乳喂养一段时间后，因各种原因停止或中断母乳喂养的行为。回奶标志着哺乳期的结束，我们在临床上一直主张健康回奶。世界卫生组织等国际机构在全球范围内呼吁母亲将母乳喂养坚持到孩子2周岁，并认为这对孩子的身心健康有益。但是，我们认为具体回奶时间的确定要综合考虑妈妈、孩子，甚至家庭、工作等方方面面，尽可能兼顾各方。尤其是我国大量女性都不是全职母亲，不太可能在不影响工作、生活的同时完成长时间母乳喂养，所以不必强求哺乳到孩子2岁。

（1）特殊人群的回奶

当母亲出现严重的乳房疾病，如乳头内陷、皲裂持续不愈，严重的乳腺炎、乳腺脓肿，以及乳腺癌、乳腺管闭锁、乳房畸形等，一般是难以继续哺乳的。这时就需要采取人工干预，使乳房停止泌乳，并排出瘀积在乳房内的乳汁。近期接受了乳房手术并处于恢复期的母亲，或即将接受手术，继续哺乳可能会影响手术或术后康复的母亲，也不适宜哺乳，需要采取措施回奶。笔者在临床遇到过很多手术前需要回奶的母亲，她们大多在产后常规体检中发现了肿瘤，如宫颈癌、乳腺癌等，需要尽快手术。若术前不能有效减少乳汁分泌，或没有充分排空乳房，那么大量乳汁会在较长时间的手术和术后恢复阶段瘀积在乳房中，极易导致急性乳腺炎，并发高热，加重手术并发症。

另外，当母亲患有严重的或具有传染性的疾病时，或服用某些明确哺乳禁忌药物时，也要停止哺乳，甚至禁忌哺乳，比如母亲患有严重的心脏病、高血压病、肾病、肺结核、传染性肝炎、艾滋病及精神病等，或妈妈因患肿瘤正接受放、化疗等。

职业女性若工作繁忙或经常出差，则可以考虑回奶。高强度的工作、无规律的饮食饮水、严重的睡眠不足会让母亲疲劳，这时母乳喂养变成了沉重的负担，既影响母亲的身体健康，也影响乳汁的产量与质量，进而导致孩子生长发育不良。还有一种情况，因为哺乳导致自身疾病难以康复，必须要尽快断奶。我曾经遇到过几位 40 岁以上的高龄母亲，在哺乳期出现了骨折久不愈合，虽然她们的孩子生长发育正常，但为了母亲的身体健康，也建议这些母亲回奶。

患有乙肝的母亲能不能喂奶呢？一般认为，在母亲肝功能正常，孩子注射过高效价乙肝免疫球蛋白和乙肝疫苗后，可以选择母乳喂养。但肝功能异常的母亲则不建议进行母乳喂养，孩子可能对母乳不耐受。

有些时候，母亲会因为孩子的原因而不得不选择回奶。比如孩子出生后因新生儿黄疸、肺炎等原因住进新生儿监护病房，在长时间母婴分离的情况下，母亲必须采取措施，减少泌乳量或停止泌乳。对于体内缺乏乳糖酶而对乳糖不耐受的孩子，吃母乳和牛乳后会出现腹泻，长期腹泻会造成孩子发育不良。因此，乳糖不耐受的孩子最好吃不含乳糖的配方奶粉或者大豆类代乳品。母乳中含有大量的苯丙氨酸，患有苯丙酮尿症的孩子吃了母乳后，大量的苯丙氨酸及其代谢产物会滞留在血液和脑脊液内，造成孩子神经系统的损害。这一类孩子要用苯丙氨酸含量较低的特殊代乳品喂养。

（2）回奶的方法

回奶有自然回奶和按摩辅助回奶。通过逐渐减少喂奶次数，缩短喂奶时间，同时注意少食汤汁及容易下奶的食物，使乳汁分泌逐渐减少以致全无的循序渐进的过程称为自然回乳。我们认为，自然回乳不但对孩子的不良影响小，也能避免母亲发生乳汁瘀积和急性乳腺炎等乳房疾病，是理想的回奶方式。按摩辅助，自然回奶时，如果乳汁过多，回奶效果不明显，或在回奶过程中出现乳汁瘀积或乳腺炎，则要采用按摩方法辅助。按摩方法如下：母亲平卧，充分暴露胸部，注意保暖及私密性。操作者首先点按云门、中府、天池、膻中、膺窗、神封、乳根等乳房四周穴位；然后将香油均匀涂于乳房，以两手手掌大小鱼际及五指柔和用力，从乳房外缘向乳头方向交替推按，直至有乳汁呈均匀线状喷射出来为止。若乳房局部有积乳硬块，可以用揉、拿、振荡等方法，重点加强对肿块局部的刺激，使其中瘀积的乳汁从相应乳腺导管开口处喷出，直至硬块变小或消失，不再疼痛。

回奶时的乳腺按摩方法与治疗乳汁瘀积或急性乳腺炎时对乳房体的按摩方法大致相同，要点都是按摩方向要顺应乳腺管的走向。但是，回奶时要注意，不可把乳房内的乳汁完全排空，以免乳房继续大量泌乳。回奶时的排奶，以乳房不再明显饱胀为度。此外，还有以下注意注意事项：可以适当挤出乳汁以缓解乳汁分泌，但是完全挤出乳汁则会促进乳汁分泌；日常清洁过程避免热水冲洗乳房，不可刺激乳房和乳头；乳房胀痛可以使用冰敷，但是需预防乳头接触液体，以预防感染；可以预防乳腺炎需及时揉开乳房硬块；减少汤类摄入，禁食花生、鲫鱼等蛋白质含量较高的食物；为预防乳房萎缩、乳腺分泌问题等，期间服用药物应咨询医生，避免使用激素类药物。

中药辅助，口服或外用某些具有回奶作用的中药，能够加速回奶，尤其适合乳汁充足或要求快速回奶的母亲使用。炒麦芽 60~100 克，水煎服或代茶饮炒麦芽 60~100 克，加水浓煎，或用热水闷泡，频频啜饮，可有回奶的作用。还可以应用中药回乳汤进行回乳，无毒副作用发生，且组方简单，价格低廉，方中炒麦芽回乳，陈皮理气行滞防止回乳中出现郁乳，芒硝醋调外用具有收敛协助炒麦芽回乳，又有清热软坚与陈皮合用防止郁乳化热成痈的作用。同时，对于乳汁分泌较多的妇女，适当应用吸奶器可有效防止乳汁瘀积导致的乳房胀痛以及出现硬结的情况。但注意不能全部吸空，以避免刺激泌乳增加，从而影响回乳疗效。还可以用麦芽、山楂、淡豆豉旧剂水煎频服，连服七天。芒硝、威灵仙、冰片，打碎入纱布袋外敷双乳房，待湿后更换，七天连续使用，中药里的麦芽治乳胀不消，山楂具收敛和回奶作用，淡豆豉可以清热解毒、除烦和宣郁。以上诸药内服加外敷，回奶的效果甚佳。

西药辅助，维生素 B_6 能抑制乳汁分泌，其对乳汁分泌的影响机制可能是促进大脑中多巴胺的产生，刺激多巴胺受体并减少垂体催乳素的分泌。服用的剂量是每次 200 毫克，每天 3 次，一般一周左右可成功回奶。然而，由于个体差异，效果也因人而异。己烯雌酚是人工合成的非甾体雌激素，能产生与天然雌二醇相同的药理与治疗作用，主要用于雌激素低下及激素平衡失调引起的功能失调性子宫出血、闭经，还可用于死胎引产前，以提高子宫肌层对催产素的敏感性。维生素 B_6 与己烯雌酚一起服用，能起到更好的回奶效果。使用时，每次口服 5 毫克，每日 2~3 次，连服 3 日；或肌内注射 4 毫克，每日 1 次，连用 3~5 日。苯甲酸雌二醇为雌激素类药，作用与雌二醇相同，可使子宫内膜增生，增强子宫平滑肌收缩，促使乳腺发育增生。大剂量苯甲酸雌二醇能抑制催乳素释放，减少泌乳。用于回奶时，可肌内注射苯甲酸雌二醇，每日 2 毫克，至泌乳结束时止。

（3）预后

若妈妈产后不想哺乳，或因体质虚弱不宜授乳，或已到断乳之时，可予回乳。若不回乳，任其自退，常常导致回乳不全，月经失调，甚者数年后仍有溢乳或继发不孕。回乳时要注意预防乳汁瘀积或急性乳腺炎的发生。

（4）注意事项

很多时候，回奶失败是由母亲自身导致的。虽然母亲的理智告诉她们孩子已经长大，可以独立进食丰富的食物，不再依赖母乳喂养，但是心理上，母亲不愿接受自己不再被需要的现实，失落感油然而生。所以，母亲一定要调整心态，努力接受孩子对母乳的脱离，接受孩子"已经长大了"这一事实，积极采取有效的回奶方法。断奶不仅仅是母亲和孩子的事，在这个过程中，父亲以及其他家人的支持也起到关键作用。首先，大家不能阻止母亲断奶的决定，不能因孩子哭闹而劝说母亲恢复母乳喂养。其次，如果孩子在临睡前或睡醒时要求吃奶，可以让父亲来哄孩子入睡。家人还可多带孩子到新鲜有趣的环境玩耍，分散孩子的注意力，让孩子逐渐忘记母乳。在断奶这件事上，如果没有家人的支持与配合，往往会出现反复断奶、反复失败的现象。这会使孩子无所适从，孩子会疑惑于母亲究竟要不要给自己吃奶，是不是只有哭闹才能吃到奶。

（5）循序渐进

在断奶的过程中，母亲要敏感地捕捉孩子发出的信号，温和、循序渐进地让孩子离乳。有些孩子对母亲的乳汁依赖性非常强，他们吃奶的原因除了饥饿之外，还可能是想与母亲亲热、需要安慰、将要入睡等。针对这种"心瘾难戒"的孩子，要先从减量喂养开始。一般先减少白天的母乳，因为白天会有很多人和事吸引孩子的注意力。待断掉白天的母乳后，再逐渐停止夜间哺乳，直到完全断奶。

如果母亲的乳汁量很大，也要先减量喂养，让乳房逐渐减少泌乳，待乳汁量较小时再结束哺乳。如果妈妈乳汁量不大，孩子仅把吸吮当作心灵慰藉，就可以快速断奶。循序渐进的断奶，能够避免孩子出现睡眠不安、焦虑、胃肠不适等身心症状。这就像开车一样，如果车速很快，猛踩刹车极有可能爆胎、翻车，而先轻踩刹车降低车速，再将刹车踩到底，就可以平稳停车了。

大多数孩子在断奶的前几天都会哭闹，甚至长时间哭闹不停，但是只要母亲下定决心断奶，就一定要坚持，切不可因孩子哭闹而放弃。

（6）"夜奶"的问题

所谓夜奶就是指孩子夜间喂奶的需要，一般来说，不管是吃母乳还是配方奶，对于6个月以内的孩子来说，夜奶是正常喂养需要。而母乳容易消化吸收，需要少食多餐。这意味着孩子并不只是把母亲当安抚奶嘴用的。如果此时强行断夜奶，孩子就无法吃到足够的乳汁，难以保障孩子适宜的生长发育。而且孩子的大脑发育特点也决定了他们很难有类似成人的长时间睡眠，夜间醒来几次对于孩子来说是正常现象。

即使6~12个月大的孩子，能否睡整觉（5个小时以上）仍然存在很大差异。夜间哺乳不仅给孩子提供营养，也能提供心理安抚，因此对于长牙、生病等问题或者与母亲白天分离的孩子，可能会夜间醒来的次数更为频繁。此时母乳喂养与配方奶喂养孩子夜间醒来或吃奶频率没有差别。

为了改善孩子的睡眠，妈妈可以注意以下事项：设置舒适的睡眠环境（卧室温度20~25℃，湿度60%~70%），不要过热或过凉检查孩子是否生病、长牙等问题；增加孩子白天的活动量和亲子互动时间，形成良好的生活规律，增加白天喂养次数；在睡觉前给孩子哺乳，让孩子得到充分的满足；合理的睡前活动，形成固定睡前程序；逐渐形成与家人同步的早睡早起习惯。

（7）科学干预

有的母亲为了回奶而不喝汤水，或盲目采取所谓的"速效断奶法"，甚至用毛巾勒住胸部，用胶布封住乳头，这样做显然违背了生理规律，而且很容易引起乳房胀痛、下垂、变形、结节等疾病。通过口服、外用药物或采用按摩等辅助方法，可以减少乳汁分泌，帮助回奶循序渐进地实现。

（8）控制水分摄入

处于回奶阶段的母亲要减少水分摄入，哪怕是回奶汤，也要限制总量。两年前，我的一位患者喝炒麦芽煮水两个星期了，奶量还是很足，而且还特别容易饿，问我炒麦芽是不是对她不起作用。我详细询问了她的回奶方式，发现她的确按照要求使用了较大剂量的炒麦芽，一日三餐也已经非常清淡，那么问题出在哪里呢？炒麦芽真的对她无效吗？直到看到了她的水杯，我才发现，问题出在喝水的总量上。她的水杯容量1500毫升，为了尽快回奶，她每天至少要喝两杯，每天饮水3000毫升以上。所以即使其中含有回奶的药物成分，也抵消不了大量摄入水分对乳汁的补充作用。另外，炒麦芽是具有助消化作用的中药，因此她会觉得特别容易饿。我们对回奶母亲的建议是，炒麦芽煮水，不渴不喝，每次仅喝一两口。

除了少饮水，回奶时也要尽量多吃馒头、米饭等固体类食物，少喝稀饭、豆浆、鱼汤、鸡汤等汤水。我们建议乳汁不足的母亲不要吃花椒、大料、山楂、韭菜等容易导致回奶的食物，而回奶的母亲此时却可以适当增加对这一类食物的摄入，发挥其回奶的作用。另外，母亲要避免洗热水澡，防止乳房受热后产奶增加。

（9）孩子饮食习惯养成

为了使孩子在断奶后也不挨饿，母亲要在断奶前2~3个月就开始给孩子增加食物，使断奶成为水到渠成的事。母亲可以在半岁左右就尝试给孩子添加各种辅食，鼓励孩子吃磨牙饼干之类的食品，锻炼孩子的咀嚼能力。这样，孩子在断奶时能够增加辅食，减少对母乳的依赖。母亲给孩子准备的食物要做的软一点、细一点，最好能色彩鲜艳，无浓重的刺激性气味。添加辅食时，要从少量、单品种开始，如果吃后没有不适，则可以间隔三四天再新添一种食物，使品种逐渐丰富起来。同时，母亲要帮助孩子养成良好的饮食习惯，如饮食要定时定量，可以米粥、面食为主食，蔬菜和肉食要合理搭配，不吃零食，不喝含有过多添加剂的饮料等，避免孩子日后出现偏食和肥胖。孩子应与大人进餐时间相同，可以在上午十点左右、下午四点左右以及半夜，适度添加一点水果或奶粉作为加餐。但绝不要吃太饱，导致正餐时间孩子不饿，不认真进食。改喂固体食物后，有些孩子会食量稍减，这属于正常现象，不能强制孩子多吃。古代医书中早有记载："若要小儿安，常带三分饥与寒。"孩子从月子里按需喂养，到满月后按顿喂养，再到一日三餐，这是孩子逐渐成长的自然过程。如果父母对孩子"填鸭式"喂养，尤其添加辅食后还要追着、撵着让孩子吃下碗里最后一口饭，就必然会形成孩子无规律、无节制地进食，为孩子的正常生长发育埋下了隐患。因为孩子无法充分消化、吸收吃进去的食物，必然会出现不思饮食、拒绝进食的表现，当父母不能第一时间发现，如此往复，孩子就可能出现腹胀、腹痛、呕吐、泄泻、高热等病症，从而影响孩子正常发育。

（10）培养使用奶瓶的习惯

对于即将断奶的孩子来说，学会使用奶瓶是一门必修功课。习惯于直接吸吮母亲乳头的孩子，往往不喜欢使用奶瓶。那么怎样让孩子接受奶瓶呢？首先，利用孩子对母乳味道的喜爱，将母乳挤出后放进奶瓶，让孩子通过吸吮熟悉的乳汁来习惯奶瓶。吸吮前，可以将奶嘴放在孩子口唇边，使少量乳汁滴入孩子口中，这时孩子会主动寻找奶嘴，并将其含入嘴里。其次，要选择合适的时间培养孩子用奶瓶的习惯。我们建议在孩子不是很饿或心情愉悦的时候尝试用奶瓶喂养，这时的孩子往往有耐心尝试接受新鲜事物，更容易接受使用奶瓶。第三，要选择软硬适中、大小与母亲乳头相仿的奶嘴。使用前可以用温水把奶嘴浸泡一下，使其变软，并与母亲乳头的温度相近，同时还能去除橡胶的味道。第四，可以试着变换奶瓶的角度，帮助孩子顺利含接奶嘴。第五，由父亲或其他家人给孩子喂奶时，可以用母亲的衣服包裹孩子，让孩子闻到母亲的气味，大大降低其对橡胶奶嘴的陌生感。最后，孩子的模仿能力与欲望都是很强的，对于不会吸吮奶嘴的孩子，父母要充分利用这种模仿能力，在孩子面前做吸吮奶嘴时口唇一嘬一松的动作，让孩子模仿。

（11）不在夏季断奶

给孩子断奶，对于家长来说，是非常重要的事情，因为断奶时需要好的时机，才可以帮助孩子更好地断奶。我们建议尽量不要在夏季给孩子断奶。夏季气候炎热，孩子原本就会因胃肠道消化功能减弱而发生腹泻、厌食、中暑等疾病，这时母亲的母乳可充分发挥提高孩子免疫力的作用。如果此时断奶，孩子无法得到母乳中的大量免疫物质，还会因食物改变而出现拒食或情绪不安、烦躁，导致抵抗力进一步下降。所以，对于 1 岁左右的孩子，一般选择春、秋季节断奶。天气气温刚刚好，可以减少孩子上火的概率，那么断奶的成功率也会更大。此外要注意给孩子断奶，不能过于着急，要让孩子有慢慢适应的过程，最后要注意断奶时孩子的营养一定要补充的全面。

（12）关心孩子的心理感受

孩子吃奶不仅是为了获得食物，更是寻求安全感和关爱的一种方式。断奶时，我们改变了孩子的食物来源，让孩子在生理上适应新的饮食习惯，那么在心理方面，母亲就要给孩子更多的支持、鼓励与关心，帮助孩子尽快适应。要面对"母亲""妻子"和"员工"的三重身份压力，母亲可能会感到辛苦疲惫，但如果能够继续坚持母乳喂养，能够帮助母亲维系母子间亲密关系。母乳喂养时释放的荷尔蒙，能够帮助母亲放松、缓解压力。尽量与家人、同事和领导进行积极沟通，获得他们的支持。加强家庭成员支持，营造轻松愉快的家庭氛围，能够帮助母亲减轻压力，调整心态，保持轻松心情。做好提前规划是最好的应对方式。为了缓解母亲和孩子的分离焦虑，需要建立稳定的情感联结，例如，下班后给孩子提供高质量陪伴，回家后第一时间拥抱孩子，把握好孩子入睡前的亲子时间，增加母婴互动等。

有的母亲在乳头上涂墨汁、辣椒水、万金油、红药水、芥末油、风油精之类的刺激物，这对孩子而言简直是"酷刑"，有的孩子因为乳头上涂的这些东西，不但不吃母乳了，还会因恐惧而拒绝吃其他东西，从而影响了孩子的健康。另外，母亲的乳头也可能在强烈刺激下出现损伤，得不偿失。还有些母亲会把孩子送到娘家或婆家，采用空间隔离的方式断奶。我们建议最好不这样做。长时间的母子分离，会让孩子缺乏安全感，特别是对母乳依赖较强的孩子。孩子因为既吃不到母乳，也看不到母亲，很容易产生焦虑情绪，不愿吃东西，不愿与人交往，烦躁不安，哭闹剧烈，甚至还会生病。为了孩子的身心健康，我们可以循序渐进地离断母乳喂养，但绝不应该母子分离。母亲可以在孩子想要吃奶的时候陪着孩子玩一玩，转移孩子的注意力，这样也能很快断奶。保持亲密的亲子关系在断奶阶段继续受到依附性的教养，一步一步地掌握各方面的能力，会让孩子的心理更有安全感，情绪也更稳定。孩子的内心更自信了，就会有能力逐渐变得独立起来。

母亲要上班了，孩子不吃奶瓶怎么办？吸吮母亲乳头和奶嘴的感受不同，突然改成奶瓶喂养，口感有变化，孩子可能出现抵触，母亲要理解孩子的需求，采取多种方法尝试，让孩子更顺利地接受奶瓶喂养。有以下注意事项：上班前1个月左右开始，每天给孩子尝试使用奶瓶喂养2~3次，这可能让孩子更容易接受奶瓶，在孩子不太饿之前就使用奶瓶进行喂养；奶瓶喂奶时，用母亲的一件衣服包在孩子身上；不要将奶嘴硬塞进孩子的口中，而是把奶嘴靠近其嘴唇，让孩子自己将奶嘴含入嘴里；用温水冲奶嘴，使其接近体温；尝试不同形状、材质（橡胶或硅胶）和孔径大小的奶瓶／奶嘴，选择孩子接受度高的奶瓶／奶嘴，尝试不同的喂奶姿势。有些孩子喜欢看着看护人，有的孩子愿意背靠喂奶人；如果孩子不愿接受奶瓶，母亲还可以尝试勺子或杯子等方式给孩子喂奶。

（13）勿信"排残奶"的谣言

"排残奶"是近年来非常"流行"的操作，就是在断奶之后，从乳头中挤出白色或黄色的膏状黏稠"毒素"。不少商家大肆宣称不排残奶可能会影响再次生育后哺乳，甚至导致乳腺癌。

首先，我们需要知道断奶后母亲残存的乳汁去了哪里。很多母亲在断奶之后相当长的时间里，都能从乳头中挤出少量白色或黄色的膏状黏稠物。这些物质其实就是乳汁，只不过在断奶后，乳汁中的水分被人体吸收，剩余的部分因脂肪含量较高而呈现出类似脂肪的颜色。这是正常现象，不需要特意排出体外，更不存在"毒素"一说。这些"残奶"在乳腺管中的含量很少，最终会被身体吸收，不会堵塞乳腺，更不会影响再次生育后的哺乳。

不排残奶也不会导致乳腺癌。乳腺癌的发生原因主要有月经初潮年龄早（＜12岁）、绝经年龄晚（＞55岁）、不孕及初次生育年龄晚（＞30岁）、哺乳时间短、停经后进行雌激素替代疗法、儿童时期接受胸部放射线治疗以及遗传因素等，与残留乳汁无关。

只有当回奶过程中出现乳房积奶包块时，我们才建议用按摩方法把乳房中瘀积的乳汁排出来，其他情况下不建议刺激乳房，尤其是已停止哺乳一段时间、乳房基本不再饱胀的母亲，更不要过多刺激乳头、乳房，否则会因刺激乳房泌乳，使乳汁越排越多，事与愿违。

7. 职场母亲背奶技巧

母亲返回工作岗位，并不意味着母亲就不得不停止母乳喂养，您还可以尝试着背奶。掌握一些背奶技巧，也许能帮你更容易地坚持母乳喂养。在上班前2周左右，母亲可以根据上班后的吸乳计划开始吸乳，让自己提前适应，也可以保证在上班前有一定的母乳库存。提前让家人参与育儿，让孩子开始熟悉看护人和瓶喂，准备好吸乳器、备用的吸乳配件、储奶瓶/储奶袋等背奶装备，与领导、同事沟通背奶计划，特别是吸乳时间与吸乳场所的安排。上班后，母亲需要保证与孩子瓶喂节奏相当的吸乳次数，以便收集足够的母乳并维持泌乳吸出的乳汁可在冰箱或冰包内保存，以最大限度地保持母乳的活性，上班后妈妈要保证休息和健康饮食，维持好心情，有利于保持奶量。

8. 母乳的储存

为了最大程度保留母乳的活性成分，母亲应该注意母乳收集存储过程中的安全与卫生。吸乳或挤奶前洗净双手，选择经过预先消毒的食品级储奶容器。

从母乳活性成分保留程度来看，新鲜母乳优于冷藏母乳，冷藏母乳优于冷冻母乳。冷冻后体积会膨胀，因此冷冻乳汁不能超过容器体积的3/4。家庭用冰箱储存时，建议专用空间单独储存，不要把乳汁储存在冰箱门上的储物格里。根据孩子一顿的胃口来分装母乳，避免浪费。

储存位置	温度	储存时间
室温	16~29℃	4 小时
冰包 / 冰排	15℃左右	24 小时
冷藏室	4℃	4 天
冷冻室	< ~18℃	6~12 个月

	储奶袋	储奶瓶
材质	PE，冷藏，冷冻皆可	PP 或玻璃，冷藏冷冻皆可
优点	体积小，价格较低	材质安全，方便装入倒出
缺点	不易倒入倒出，易破裂	占用空间大；价格较贵；玻璃奶瓶易摔破，易黏附，长时间冷冻可能破裂

9. 母乳的解冻和加热

（1）母乳解冻：提前一晚从冷冻室里取出放在冷藏室里解冻；紧急情况下，可在 37℃温水里或温奶器中解冻。

（2）解冻母乳的储存时间：室温存放 < 4 小时；冰箱冷藏 < 24 小时；不要再次冰冻。

（3）母乳加热：冷藏的母乳加热时，可将储奶袋 / 瓶放入 37℃温水里加热；请勿使用沸水、微波炉、烤箱加热母乳，避免烫伤孩子或导致活性成分的损失。

（4）注意事项：若有脂肪贴壁或分层，可缓慢摇匀乳汁；由于脂解作用，冰冻的母乳可能有肥皂味，这属于正常现象；推荐冷藏母乳，因为冷藏母乳的营养和免疫活性物质损失更少；

不建议将新鲜挤出的乳汁直接加入已经冷藏或冷冻的乳汁中。应将新鲜挤出的乳汁冷藏降温后再与原有的冷藏母乳混合；孩子口腔中的细菌会进入喝过的母乳中，如果放置时间超过1~2小时，细菌滋生的风险会增高，喝剩的奶需要丢弃。

第二章

急性乳腺炎
中医护理技术

第一节
手法按摩排乳技术

手法按摩排乳技术是指用推揉法按摩乳房，疏通乳络，排出瘀积的乳汁，解除或缓解因积乳引起的疼痛、乳房肿块及发热症状，也可帮助乳少患者增加乳量。

一、适用范围

1.产后哺乳期妇女发生乳痈病或少乳症的患者。

2.有乳汁郁积、结块或乳管内有乳栓堵塞的患者。

3.乳房局部肿胀疼痛，皮色不红或微红，皮肤不热或微热；或伴有全身感觉不适，恶寒发热，食欲不振的患者。

二、评估

1.患者的病情、主要症状及临床表现。

2.评估患乳的皮肤情况。

3.评估患者的喂养状况及对哺乳知识的认知情况。

4.评估患者对疼痛的耐受程度。

5.评估患者的心理状况。

三、告知

1 手法按摩排乳的作用、简单的操作方法及局部感觉，取得患者合作。

2 治疗过程如感觉疼痛不能耐受要及时告诉操作者。

四、用物准备

护理垫、温水或橄榄油、消毒小毛巾、手消毒液，必要时备屏风（图 2-1-1）。

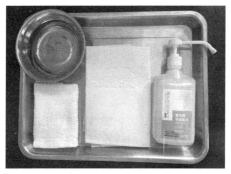

图 2-1-1 手法按摩排乳技术——用物准备

五、基本操作方法

1. 核对医嘱，评估患者，做好解释。

2. 备齐用物，携至床旁。

3.关闭门窗，用隔帘或屏风遮挡。

4.协助患者取合理、舒适体位，充分暴露双侧乳房，注意保护隐私及保暖。

5.排乳方法

（1）点法　用屈曲的指间关节突起部分为力点，按压于某一治疗点上，称为点法。它由按法演化而成，可属于按法的范畴。具有力点集中、刺激性强等特点。有拇指端点法、屈拇指点法和屈示指点法三种。

（2）拿法　用拇指和示、中二指或其余四指相对用力，提捏或揉捏某一部位或穴位，称为拿法。

（3）按法　用手指或手掌面着力于体表一部位或穴位上，逐渐用力下压，称为按法。

（4）揉法　用大鱼际、掌根，或手指螺纹面吸附于一定的治疗部位，作轻柔缓和的环旋运动，并带动该部位的皮下组织，称之为揉法。以大鱼际为力点，称鱼际揉法。

（5）推法　用拇指或手掌或其他部位着力于人体某一穴位或某一部位上，做单方向的直线或弧形移动，称为推法（图2-1-2）。

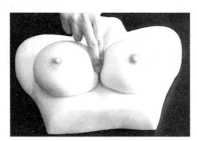

图 2-1-2　手法按摩排乳技术——推法

6.手法按摩排乳操作步骤

（1）用温毛巾清洁患者局部皮肤。

（2）穴位按摩：取膻中穴、膺窗穴、乳中穴、乳根穴、期门穴。用中指及示指以点按的手法进行按摩，按摩时间共约1分钟。

①膻中穴：位于前正中线上，平第四肋间隙；或两乳头连线与前正中线的交点处。

②膺窗穴：位于胸部，第三肋间隙，乳头直上，前正中线旁开4寸。

③乳中穴：位于胸部，第四肋间隙，乳头中央。

④乳根穴：位于胸部，第五肋间隙，乳头直下，前正中线旁开4寸。

⑤期门穴：位于胸部，第六肋间隙，乳头直下，前正中线旁开4寸。

（3）润滑乳房：首先刺激乳头，用大拇指及示指放在距乳头根部2cm的地方，大约乳晕边缘处，两指向胸壁方向轻轻下压，压在乳晕下方的乳窦上，向上轻轻提拉乳头，排出部分乳汁后润滑乳房。乳少者可用温水或橄榄油代替。

（4）手法排乳：轻柔按压近乳晕部皮肤，先将乳晕周围积乳排空，之后用双手的大鱼际从乳根到乳头沿乳腺管方向推出乳汁，乳汁推到乳晕处稍加压力，以免乳汁回流，排出乳汁，松开手指，释放压力（图2-1-3）。

（5）排乳时间：以20分钟为宜，治疗过程中，随时润滑乳房，密切观察患者的反应及局部皮肤情况，询问患者有无不适。

（6）积乳排出：腺体均匀松软。

（7）治疗结束：用温毛巾擦拭局部皮肤，协助患者穿衣。

（8）整理：协助患者取舒适卧位，整理床单位、处理用物，洗手。

（9）记录：记录治疗单和操作观察表。

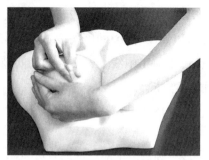

图 2-1-3　手法按摩排乳技术——排乳

六、禁忌证

1.乳腺脓肿形成后或已破溃。

2.局部脓肿穿刺后。

3.皮肤表面破溃。

4.对疼痛不耐受的患者。

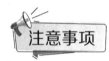

注意事项

　　1.排乳前检查乳头有无皲裂，导管开口处有无小栓子。

　　2.排乳时先推健侧，后推患侧，如双侧均患病，可先从疼痛较轻一侧开始治疗。

　　3.排出积乳时应观察有无脓性乳汁。

　　4.排乳时间不宜超过20分钟。

　　5.排乳后及时擦干乳汁，避免着凉。

附：手法按摩排乳技术操作流程图

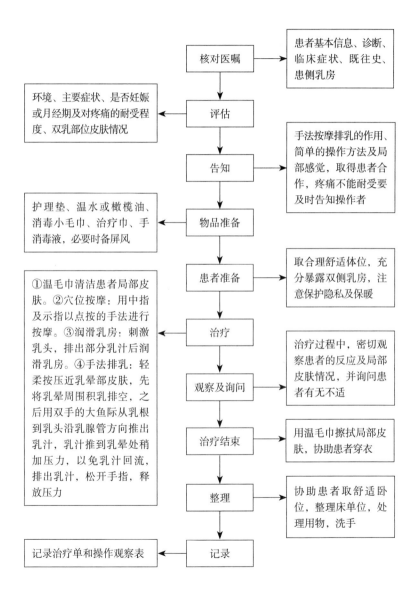

核对医嘱 → 患者基本信息、诊断、临床症状、既往史、患侧乳房

环境、主要症状、是否妊娠或月经期及对疼痛的耐受程度、双乳部位皮肤情况 ← 评估

告知 → 手法按摩排乳的作用、简单的操作方法及局部感觉，取得患者合作，疼痛不能耐受要及时告知操作者

护理垫、温水或橄榄油、消毒小毛巾、治疗巾、手消毒液，必要时备屏风 ← 物品准备

患者准备 → 取合理舒适体位，充分暴露双侧乳房，注意保护隐私及保暖

①温毛巾清洁患者局部皮肤。②穴位按摩：用中指及示指以点按的手法进行按摩。③润滑乳房：刺激乳头，排出部分乳汁后润滑乳房。④手法排乳：轻柔按压近乳晕部皮肤，先将乳晕周围积乳排空，之后用双手的大鱼际从乳根到乳头沿乳腺管方向推出乳汁，乳汁推到乳晕处稍加压力，以免乳汁回流，排出乳汁，松开手指，释放压力 ← 治疗

观察及询问 → 治疗过程中，密切观察患者的反应及局部皮肤情况，并询问患者有无不适

治疗结束 → 用温毛巾擦拭局部皮肤，协助患者穿衣

整理 → 协助患者取舒适卧位，整理床单位，处理用物，洗手

记录治疗单和操作观察表 ← 记录

第二节
砭石治疗技术

砭石治疗技术，简称"砭术"，是指使用特制的砭具，按照中医经络理论治疗疾病的一种外治方法。通过将砭石用具作用于乳房部位及周围穴位操作区，配合感、压、滚、擦、刺、划、叩、刮、扭、旋、振、拔、温、凉等手法，可治疗乳房多种疾病：哺乳期积乳、乳腺炎、乳痛症等。

一、适用范围

1. 产后哺乳期妇女发生乳痛病或少乳症的患者。
2. 有乳汁郁积、结块或乳管内有乳栓堵塞的患者。
3. 乳房局部肿胀疼痛，皮色不红或微红，皮肤不热或微热；或伴有全身感觉不适，恶寒发热，食欲不振的患者。

二、评估

1. 患者的病情、主要症状及临床表现。
2. 评估患乳的皮肤情况。
3. 评估患者的喂养状况，及对哺乳知识的认知情况。

4.评估患者对疼痛的耐受程度。

5.评估患者的心理状况。

三、告知

1 砭石治疗的作用、简单的操作方法及局部感觉，取得患者合作。

2 治疗过程如感觉疼痛不能耐受要及时告诉操作者。

四、用物准备

治疗盘、护理垫、治疗碗、温水或橄榄油、消毒小毛巾、砭石、手消毒液，必要时备屏风（图2-2-1）。

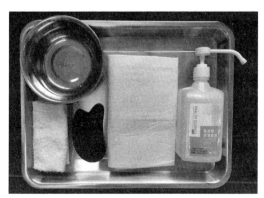

图 2-2-1　砭石治疗技术——用物准备

五、基本操作方法

1. 核对医嘱，评估患者，做好解释。

2. 备齐用物，携至床旁。

3. 关闭门窗，用隔帘或屏风遮挡。

4. 协助患者取合理、舒适体位，充分暴露双侧乳房，注意保护隐私及保暖。

5. 砭石治疗技术操作步骤

（1）用温毛巾清洁患者局部皮肤。

（2）取穴

①肩井穴：肩上，前直乳中，当大椎穴与肩峰端连线的中点。

②库房穴：位于胸部，第1肋间隙，前正中线旁开4寸。

③屋翳穴：位于胸部，第2肋间隙，前正中线旁开4寸。

④膻中穴：前正中线上，平第4肋间隙；或两乳头连线与前正中线的交点处。

⑤乳根穴：在第5肋间隙，当乳头直下，前正中线旁开4寸。

（3）开穴：运用温热砭石（40~42℃）在肩井穴区域感、压、滚、擦、刺、划、振、刮，乳根穴位、膻中穴位感、压、振、旋、刮，库房穴位、屋翳穴位扭、旋、振、拔，点按刺激乳房周边穴位以利于促进经络畅通。

（4）润滑乳房：点捏、提拉刺激乳头、乳晕区以刺激泌乳反射，促进乳络自身动力。利用患者乳汁润滑乳房，分象限逐一推揉按摩以通行乳汁，乳少者可用温水或橄榄油代替。

（5）排乳：①乳房腺体近区（近乳头乳晕区）的乳管疏通，排出瘀积乳汁。灵活运用砭石给予感、擦、振、压等手法，辅助乳汁排出（图2-2-2）。

②乳房腺体浅层的乳管疏通，排出瘀积乳汁。灵活运用砭石给予感、擦、振、压、刮等手法辅助乳汁排出（图2-2-3）。

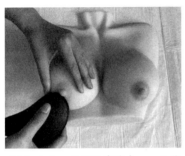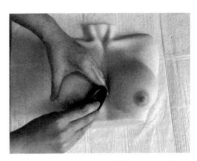

图2-2-2 砭石治疗技术——压法　　图2-2-3 砭石治疗技术——刮法

③乳房腺体远区（远离乳头乳晕区、近乳房边缘处）的乳管疏通，排出瘀积乳汁。灵活运用砭石给予感、擦、振、旋、温、压、刮等手法辅助乳汁排出。

④乳房腺体深层的乳管疏通、排出瘀积乳汁。灵活运用砭石给予感、擦、振、扭、旋、温、压、刮等手法辅助乳汁排出。

⑤对乳房各象限、各层次"全包围式"疏通乳管，舒缓通络，灵活运用砭石给予感、擦、温、压、凉、拔等手法辅助各象限乳汁排出，使整个乳房腺体均匀松软。

（6）治疗时间：20分钟为宜，治疗过程中，随时润滑乳房，密切观察患者反应及局部皮肤情况，询问患者有无不适。

（7）手法排乳先健侧后患侧，操作手法有机结合，力度应适中，治疗层次达标，因人制宜。即：按摩力度由小渐大能耐受；推揉通络均匀柔软即可。

（8）治疗结束：用温毛巾擦拭局部皮肤，协助患者穿衣。

（9）整理：协助患者取舒适卧位，整理床单位，处理用物，洗手。

（10）记录：记录治疗单和操作观察表。

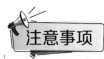

1. 使用砭具操作前，检查砭具边缘有无破损、裂痕，以免划伤皮肤。

2. 操作过程中，注意观察患者乳房局部皮肤及疼痛情况。

3. 治疗前检查乳头有无皲裂，导管开口处有无小栓子。

4. 排出积乳时应观察有无脓性乳汁。

5. 治疗后及时擦干乳汁，避免着凉。

附：砭石治疗技术操作流程图

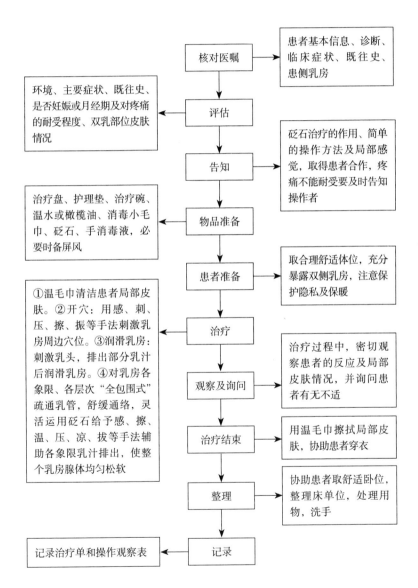

核对医嘱 → 患者基本信息、诊断、临床症状、既往史、患侧乳房

环境、主要症状、既往史、是否妊娠或月经期及对疼痛的耐受程度、双乳部位皮肤情况 ← 评估

告知 → 砭石治疗的作用、简单的操作方法及局部感觉，取得患者合作，疼痛不能耐受要及时告知操作者

治疗盘、护理垫、治疗碗、温水或橄榄油、消毒小毛巾、砭石、手消毒液，必要时备屏风 ← 物品准备

患者准备 → 取合理舒适体位，充分暴露双侧乳房，注意保护隐私及保暖

①温毛巾清洁患者局部皮肤。②开穴：用感、刺、压、擦、振等手法刺激乳房周边穴位。③润滑乳房：刺激乳头，排出部分乳汁后润滑乳房。④对乳房各象限、各层次"全包围式"疏通乳管，舒缓通络，灵活运用砭石给予感、擦、温、压、凉、拔等手法辅助各象限乳汁排出，使整个乳房腺体均匀松软 ← 治疗

观察及询问 → 治疗过程中，密切观察患者的反应及局部皮肤情况，并询问患者有无不适

治疗结束 → 用温毛巾擦拭局部皮肤，协助患者穿衣

整理 → 协助患者取舒适卧位，整理床单位，处理用物，洗手

记录治疗单和操作观察表 ← 记录

第三节
耳穴贴压技术

耳穴贴压技术是采用王不留行籽、莱菔籽等丸状物贴压于耳廓上的穴位或反应点，通过其疏通经络，理气散结，清热解毒，调补正气达到治疗急性乳腺炎，改善症状的一种操作方法。

一、适用范围

1.哺乳期急性乳腺炎乳汁瘀积、肿胀疼痛的患者。

2.乳房局部皮肤红肿的患者。

3.全身可伴有恶寒、发热的患者。

4.乳汁过多或少的患者。

二、评估

1.主要症状、既往史，是否妊娠。

2.对疼痛的耐受程度。

3.有无对胶布、药物等过敏情况。

4.耳部皮肤情况。

三、告知

1 耳穴贴压的局部感觉：热、麻、胀、痛，如有不适及时通知护士。

2 每日自行按压3~5次，每次每穴1~2分钟。

3 耳穴贴压脱落后，应及时通知护士。

四、物品准备

治疗盘、王不留行籽或莱菔籽等耳豆板、75% 乙醇、棉签、探棒、止血钳或镊子、手消毒液，必要时可备耳穴模型（图 2-3-1）。

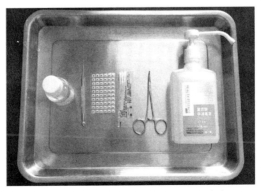

图 2-3-1 耳穴贴压技术——用物准备

五、基本操作方法

1. 核对医嘱，评估患者，做好解释。

2. 备齐用物，携至床旁。

3. 协助患者取合理、舒适体位。

4. 耳廓清洁：用 75% 乙醇棉签去除灰尘、油脂、分泌物、脱屑等。

5. 进行耳部按摩，调动耳部气血：①耳前按摩 5 次，耳后按摩 5 次；②按摩耳轮（从耳垂 1 区沿着耳轮到耳屏，按摩一周）10 次；③按摩对耳轮（从皮质下沿着对耳轮到角窝上，按摩一周）10 次；④按摩耳甲内五脏 10 次；⑤按摩耳背 10 次，以局部微红微热为宜。

6. 耳穴贴压技术操作步骤

（1）取穴：遵医嘱手持探棒自上而下在选区内探查耳穴敏感点，询问患者有无热、麻、胀、痛感，确定贴压部位。

（2）耳部消毒：用 75% 乙醇自上而下、由内到外、从前到后消毒耳部皮肤。

（3）耳穴贴压：选用质硬而光滑的王不留行籽或莱菔籽等丸状物的耳豆贴，用止血钳或镊子夹住贴敷于选好的耳穴部位上，并给予适当按压（揉），使患者有热、麻、胀、痛感觉，即"得气"。（图 2-3-2）

（4）观察患者局部皮肤情况，询问患者有无不适感。

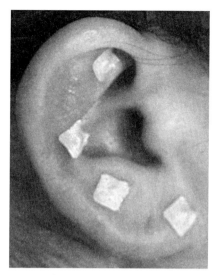

图 2-3-2　耳穴贴压技术

7. 常用按压手法

（1）对压法：用示指和拇指的指腹置于患者耳廓的正面和背面，相对按压，至出现热、麻、胀、痛等感觉，示指和拇指可边压边左右移动，或做圆形移动，一旦找到敏感点，则持续对压 20~30 秒。对内脏痉挛性疼痛、躯体疼痛有较好的镇痛作用。

（2）直压法：用指尖垂直按压耳穴，至患者产生胀痛感，持续按压 20~30 秒，间隔少许，重复按压，每次按压 3~5 分钟。

（3）点压法：用指尖一压一松地按压耳穴，每次间隔 0.5 秒。本法以患者感到胀而略沉重刺痛为宜，用力不宜过重。一般每次每穴可按压 27 下，具体可视病情而定。

8. 整理：操作完毕，协助患者取舒适卧位，整理床单位，处理用物，洗手。

9. 记录：记录治疗单和操作观察表。

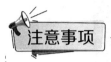

注意事项

　　1. 耳廓局部有炎症、冻疮或表面皮肤有溃破者、有习惯性流产史的孕妇不宜施行。

　　2. 耳穴贴压每次选择一侧耳穴，双侧耳穴轮流使用。夏季易出汗，留置时间 1~3 天；冬季留置 3~7 天。

　　3. 观察患者耳部皮肤情况，留置期间应防止胶布脱落或污染；对普通胶布过敏者改用脱敏胶布。

　　4. 患者侧卧位耳部感觉不适时，可适当调整。

附：耳穴贴压技术操作流程图

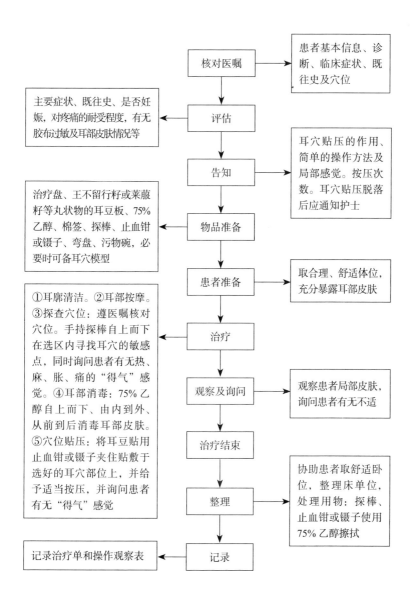

核对医嘱 → 患者基本信息、诊断、临床症状、既往史及穴位

主要症状、既往史、是否妊娠，对疼痛的耐受程度，有无胶布过敏及耳部皮肤情况等 ← 评估

告知 → 耳穴贴压的作用、简单的操作方法及局部感觉。按压次数。耳穴贴压脱落后应通知护士

治疗盘、王不留行籽或莱菔籽等丸状物的耳豆板、75%乙醇、棉签、探棒、止血钳或镊子、弯盘、污物碗，必要时可备耳穴模型 ← 物品准备

患者准备 → 取合理、舒适体位，充分暴露耳部皮肤

①耳廓清洁。②耳部按摩。③探查穴位：遵医嘱核对穴位。手持探棒自上而下在选区内寻找耳穴的敏感点，同时询问患者有无热、麻、胀、痛的"得气"感觉。④耳部消毒：75%乙醇自上而下、由内到外、从前到后消毒耳部皮肤。⑤穴位贴压：将耳豆贴用止血钳或镊子夹住贴敷于选好的耳穴部位上，并给予适当按压，并询问患者有无"得气"感觉 ← 治疗

观察及询问 → 观察患者局部皮肤，询问患者有无不适

治疗结束

整理 → 协助患者取舒适卧位，整理床单位，处理用物：探棒、止血钳或镊子使用75%乙醇擦拭

记录治疗单和操作观察表 ← 记录

第四节
皮内针技术

皮内针技术又称皮下埋针技术，是将特制的细小针具固定于选定的穴位皮肤处或皮肤下并保留一段时间的治疗手法。皮内针技术是对古代毫针长留针、候气法的发展，使皮部有微弱而较长时间的刺激，以延长针刺效力，从而调和气血，提高临床疗效，累积治疗作用，达到疗效持久的目的，具有作用时间长、操作方便等特点。如今已被广泛应用于临床。

一、适用范围

1.哺乳期急性乳腺炎乳汁瘀积、结块、肿胀疼痛的患者。

2.哺乳期急性乳腺炎全身可伴有恶寒、发热的患者。

3.乳汁过多或少的患者。

二、评估

1.病室环境，温度适宜。

2.主要症状、既往史、金属过敏史。

3.治疗局部皮肤情况。

三、告知

1 针刺时，有酸、麻、胀等"针感"，属于正常现象。

2 留针后不要搓揉，防止划伤皮肤或针具脱落。

3 留针时间的长短，可根据病情决定，一般 1~2 天。

4 留针后每天自行或者家属帮助点按胶布 2~3 次，每个穴位约 1 分钟，强度以患者耐受为宜。

四、物品准备

治疗盘、75% 乙醇、无菌棉签、止血钳、揿针、手消毒液（图 2-4-1）。

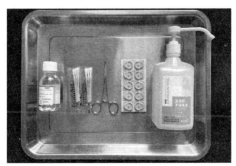

图 2-4-1　皮内针技术——用物准备

五、基本操作方法

1. 核对医嘱，评估患者，做好解释。

2. 备齐用物，携用物至床旁。

3. 根据穴位协助患者取适宜体位，必要时准备屏风遮挡患者。

4. 遵医嘱取穴，通过询问患者感受，确定穴位位置。

5. 用 75% 乙醇棉签消毒施穴部位皮肤。

6. 用止血钳夹取揿针，将揿针贴敷在所选穴位上，用指腹垂直按压揿入皮下，以患者自觉轻微刺痛为度，切勿用力揉搓（图 2-4-2）。

7. 观察患者局部皮肤情况，询问患者有无异常疼痛等不适情况。如有刺痛，应拔针重埋。

8. 操作完毕，协助患者着衣，协助患者取舒适体位，整理床单位，处理用物，洗手。

9. 记录：记录治疗单和操作观察表。

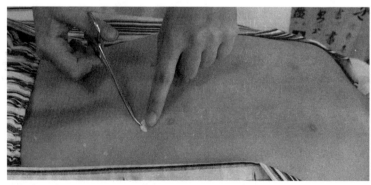

图 2-4-2　皮内针技术

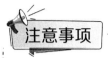

注意事项

1. 埋针时要选择易于固定和不妨碍肢体活动的穴位。

2. 每次埋针，一般取单侧或取两侧对称同名穴。

3. 埋针前，应对揿针进行详细检查，以免发生折针事故。

4. 埋针后，感觉刺痛或妨碍肢体活动时，应将针取出重新埋或改用其他穴位。

5. 关节处、红肿局部、皮肤化脓感染处、紫癜和瘢痕处，均不宜埋针。皮肤过敏患者、出血性疾病患者也不宜埋针。

6. 埋针处不宜用水浸泡。夏季多汗时，要检查埋针处有无汗浸、皮肤发红等。若埋针处发红、疼痛，有感染现象立即取针，必要时可给予外科包扎处理。

7. 患者可以用手指间断按压针柄，以加强刺激量，提高效果。

附：皮内针技术操作流程图

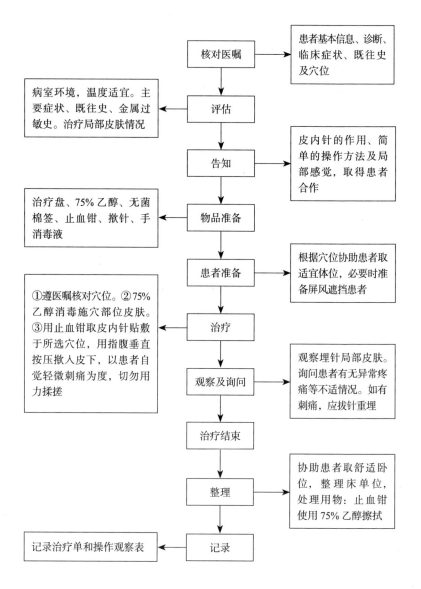

核对医嘱 → 患者基本信息、诊断、临床症状、既往史及穴位

病室环境，温度适宜。主要症状、既往史、金属过敏史。治疗局部皮肤情况 ← 评估

告知 → 皮内针的作用、简单的操作方法及局部感觉，取得患者合作

治疗盘、75%乙醇、无菌棉签、止血钳、揿针、手消毒液 ← 物品准备

患者准备 → 根据穴位协助患者取适宜体位，必要时准备屏风遮挡患者

①遵医嘱核对穴位。②75%乙醇消毒施穴部位皮肤。③用止血钳取皮内针贴敷于所选穴位，用指腹垂直按压揿入皮下，以患者自觉轻微刺痛为度，切勿用力揉搓 ← 治疗

观察及询问 → 观察埋针局部皮肤。询问患者有无异常疼痛等不适情况。如有刺痛，应拔针重埋

治疗结束

整理 → 协助患者取舒适卧位，整理床单位，处理用物：止血钳使用75%乙醇擦拭

记录治疗单和操作观察表 ← 记录

第五节
刺络放血拔罐技术

拔罐技术是以罐为工具，利用燃烧、抽吸、蒸汽等方法造成罐内负压，使罐吸附于腧穴或相应体表部位，使局部皮肤充血或瘀血，以达到防治疾病的外治方法。刺络拔罐疗法是将放血与拔罐相结合以治疗疾病的一种方法。

一、适用范围

1.乳腺科主要用于气滞热壅型哺乳期急性乳腺炎乳汁瘀积、结块的患者。

2.乳房局部皮肤红肿的患者。

3.全身可伴有恶寒、发热、头痛的患者。

二、评估

1.主要症状、既往史，是否妊娠。

2.对疼痛的耐受程度。

3.局部皮肤情况。

三、告知

治疗过程中如感觉疼痛不能耐受要及时告诉操作者。

四、物品准备

一次性无菌针具（三棱针、一次性采血针、采血笔、梅花针、火针等）、玻璃罐、75％酒精、酒精灯、灭火罐、95％乙醇棉球、无菌棉签、打火机、止血钳、手消毒液（图2-5-1）。

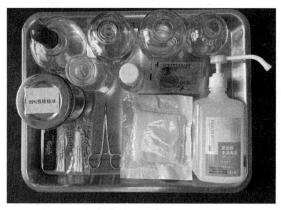

图 2-5-1　刺络放血拔罐技术——用物准备

五、基本操作方法

1. 核对医嘱，评估患者，做好解释。
2. 备齐用物，携用物至患者床旁。

3. 关闭门窗。

4. 协助患者选取适宜体位，充分暴露待拔腧穴。注意保护隐私及保暖。

5. 选择大小适宜的玻璃罐备用。

6. 选取穴位。

7. 消毒施术部位，刺络出血：用75%酒精消毒施术部位，持一次性采血针点刺局部使之出血。

8. 用闪火法留罐吸拔于点刺部位，留置10~15分钟后起罐（图2-5-2）。

9. 起罐时不能迅猛，应一手握住罐体底部稍倾斜，另一手拇指或示指按压罐口边缘皮肤，使空气进入罐内，即可将罐取下，避免罐内污血喷射而污染周围环境。

10. 用消毒棉签清理皮肤上残存血液，清洗火罐后进行消毒处理。

11. 记录：记录治疗单和操作观察表。

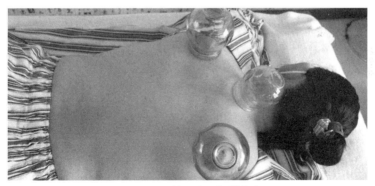

图 2-5-2 刺络放血拔罐技术

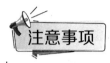

注意事项

1. 要根据病情确定点刺深度、出血量、治疗的间隔时间。

2. 火罐要拔在以刺血部位为中心的位置。

3. 治疗后 6 小时内不能洗澡，且治疗当天可能出现针孔发红、局部皮肤发痒等情况，均属正常现象。

4. 拔罐和留罐中要注意观察患者的反应，患者如有不适感，应立即取罐；严重者可让患者平卧，保暖并饮热水或糖水，还可揉内关、合谷、太阳、足三里等穴。

5. 注意勿灼伤或烫伤皮肤，若烫伤或留罐时间太长而皮肤起水疱，水疱无需处理，仅敷以消毒纱布，防止擦破即可。水疱较大时用消毒针将水放出，用消毒纱布包敷，以防感染。

6. 皮肤有过敏、溃疡、水肿、高热抽搐者不宜拔罐。

7. 拔罐时应注意防火。

附：刺络放血拔罐技术操作流程图

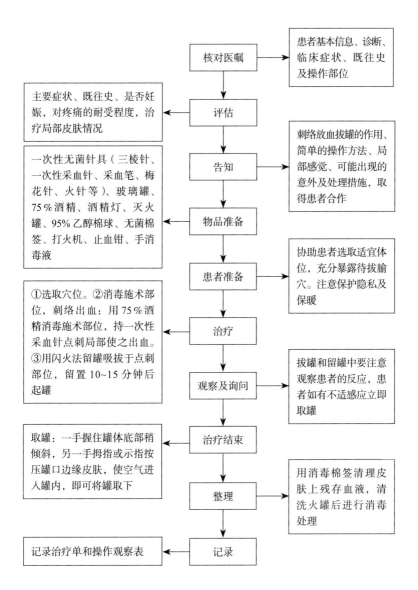

核对医嘱 → 患者基本信息、诊断、临床症状、既往史及操作部位

主要症状、既往史、是否妊娠，对疼痛的耐受程度，治疗局部皮肤情况 ← 评估

告知 → 刺络放血拔罐的作用、简单的操作方法、局部感觉、可能出现的意外及处理措施，取得患者合作

一次性无菌针具（三棱针、一次性采血针、采血笔、梅花针、火针等）、玻璃罐、75％酒精、酒精灯、灭火罐、95％乙醇棉球、无菌棉签、打火机、止血钳、手消毒液 ← 物品准备

患者准备 → 协助患者选取适宜体位，充分暴露待拔腧穴。注意保护隐私及保暖

①选取穴位。②消毒施术部位，刺络出血：用75％酒精消毒施术部位，持一次性采血针点刺局部使之出血。③用闪火法留罐吸拔于点刺部位，留置10~15分钟后起罐 ← 治疗

观察及询问 → 拔罐和留罐中要注意观察患者的反应，患者如有不适感应立即取罐

取罐：一手握住罐体底部稍倾斜，另一手拇指或示指按压罐口边缘皮肤，使空气进入罐内，即可将罐取下 ← 治疗结束

整理 → 用消毒棉签清理皮肤上残存血液，清洗火罐后进行消毒处理

记录治疗单和操作观察表 ← 记录

第六节
放血疗法

放血疗法是针刺方法的一种，是指用三棱针、粗豪针等刺破络脉，通过放出少量血液，使里蕴热毒随血外泄，具有清热解毒、消肿止痛、祛风止痒、开窍泄热、通经活络、镇痛止泻等作用，从而达到防病治病目的的一种操作方法。

一、适用范围

1. 哺乳期急性乳腺炎肿胀疼痛、结块的患者。
2. 哺乳期急性乳腺炎乳房局部皮肤红肿的患者。
3. 哺乳期急性乳腺炎伴全身恶寒、发热的患者。

二、评估

1. 主要症状、既往史，是否妊娠。
2. 对疼痛的耐受程度。
3. 操作部位皮肤情况。

三、物品准备

治疗盘、一次性无菌针头、75% 乙醇、无菌棉签、手消毒液、一次性无菌手套（图 2-6-1）。

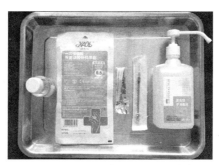

图 2-6-1 放血疗法——用物准备

四、告知

操作过程中如感觉疼痛不能耐受要及时告知操作者。

五、基本操作方法

1. 核对医嘱，评估患者耳部皮肤，做好解释。

2. 备齐用物，携用物至床旁。

3. 根据放血部位，协助患者取舒适体位，暴露放血部位，注意保暖遮挡。

4. 耳廓清洁：用 75% 乙醇棉签去除耳廓灰尘、油脂、分泌物、脱屑等。

5.进行耳部按摩，调动耳部气血：①耳前按摩5次，耳后按摩5次；②按摩耳轮（从耳垂1区沿着耳轮到耳屏，按摩一周）10次；③按摩对耳轮（从皮质下沿着对耳轮到角窝上，按摩一周）10次；④按摩耳甲内五脏10次；⑤按摩耳背10次，以局部微红微热为宜。

6.放血疗法技术操作步骤

（1）取穴　耳尖穴、乳腺对应区、轮4，共3个部位，其中乳腺为该病特效部位。

（2）耳部消毒　用75%乙醇自上而下、由内到外、从前到后消毒耳部皮肤。

（3）点刺放血　一手固定点刺穴位，一手持针，对准所刺穴位快速刺入退出（图2-6-2），然后轻轻挤压针孔周围，放出少量血液（图2-6-3），再以无菌干棉签按压针孔。

7.治疗过程中，观察患者的反应及局部皮肤情况，询问有无不适感。

8.操作完毕，协助患者整理衣着，取舒适体位，整理床单位，健康宣教。清理用物，洗手。

9.记录：记录治疗单和操作观察表。

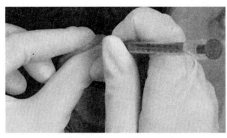

图 2-6-2　放血疗法——点刺

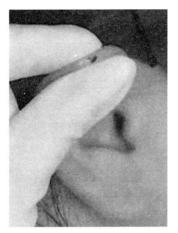

图 2-6-3 放血疗法——挤压

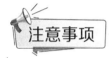

1. 操作前做好解释工作，消除患者顾虑。

2. 严格无菌技术，放血针具必须严格消毒，防止感染。

3. 点刺时手法宜轻、稳、准、快，不可用力过猛，应注意进针不宜过深，以免损伤其他组织。宜划破即可。

4. 如出血不易停止，要采取压迫止血。放血后局部暂不沾水或接触污物。

5. 体质虚弱、有出血倾向者，均不宜使用本法。注意患者体位要舒适，谨防晕针。

6. 每日或隔日治疗 1 次，1~3 次为 1 疗程，一般每次出血量以数滴至 3~5ml 为宜。

附：放血疗法技术操作流程图

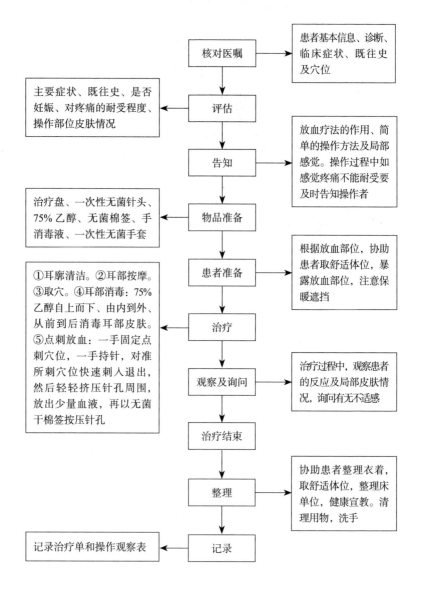

核对医嘱 → 患者基本信息、诊断、临床症状、既往史及穴位

主要症状、既往史、是否妊娠、对疼痛的耐受程度、操作部位皮肤情况 ← 评估

告知 → 放血疗法的作用、简单的操作方法及局部感觉。操作过程中如感觉疼痛不能耐受要及时告知操作者

治疗盘、一次性无菌针头、75%乙醇、无菌棉签、手消毒液、一次性无菌手套 ← 物品准备

患者准备 → 根据放血部位，协助患者取舒适体位，暴露放血部位，注意保暖遮挡

①耳廓清洁。②耳部按摩。③取穴。④耳部消毒：75%乙醇自上而下、由内到外、从前到后消毒耳部皮肤。⑤点刺放血：一手固定点刺穴位，一手持针，对准所刺穴位快速刺入退出，然后轻轻挤压针孔周围，放出少量血液，再以无菌干棉签按压针孔 ← 治疗

观察及询问 → 治疗过程中，观察患者的反应及局部皮肤情况，询问有无不适感

治疗结束

整理 → 协助患者整理衣着，取舒适体位，整理床单位，健康宣教。清理用物，洗手

记录治疗单和操作观察表 ← 记录

第七节
中药外敷技术

中药外敷技术又称敷贴法，是将新鲜中药切碎，捣烂，或将中药研成细末，加适量赋形剂调成糊状后，敷布于患处或经穴部位，通过刺激穴位，激发经气，达到通经活络、清热解毒、活血化瘀、消肿止痛、行气消痞、扶正强身等作用的一种操作方法。

一、适用范围

乳腺科主要用于治疗气滞热壅型哺乳期急性乳腺炎导致乳腺红、肿、热、痛等局部症状的患者。

二、评估

1.主要症状、既往史、过敏史。

2.外敷部位皮肤情况，是否破溃。

3.病室环境，温度是否适宜，注意保护患者隐私。

三、告知

1 每日外敷 2 次，每次 20 分钟。

2 如有皮肤过敏等不适，及时通知护士。

四、物品准备

治疗盘、治疗碗、乳通散、绿茶水、毛巾、敷药板、纱布、护理垫、手消毒液，必要时备屏风（图 2-7-1）。

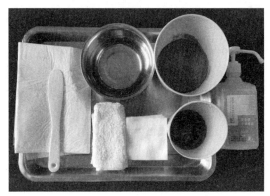

图 2-7-1　中药外敷技术——用物准备

五、基本操作方法

1. 核对医嘱，评估患者皮肤状况，并做好解释工作，以取得患者合作。

2. 洗手，备齐用物，携用物至床旁，再次核对。

3. 协助患者取平卧位，暴露敷药部位，铺护理垫，注意保暖，必要时屏风遮挡。

4. 用毛巾清洁患者局部皮肤。

5. 将调制好的中药敷于患处（图 2-7-2），将纱布覆盖在中药上。

6. 操作过程中，随时询问患者有无不适，观察患者局部皮肤情况。

7. 敷药时间：20~30 分钟。

8. 敷药完毕，用毛巾清洁患者局部皮肤。

9. 协助患者整理衣着，注意保暖。取舒适体位，整理床单位，健康宣教，清理用物，洗手。

10. 记录：记录治疗单和操作观察表。

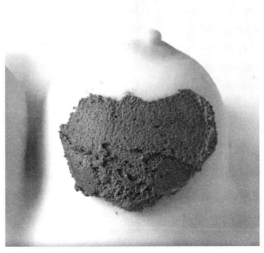

图 2-7-2　中药外敷技术

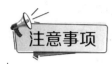

1. 敷药厚薄要均匀，以 0.2~0.3cm 为宜。

2. 敷药面积应大于患处，超过患处 1~2cm。

3. 对于残留在皮肤上的药物不宜采用肥皂或刺激性物品擦洗。

4. 观察局部及全身情况，敷药后，若出现红疹、瘙痒、水疱等过敏现象，及时停止使用。

附：中药外敷技术操作流程图

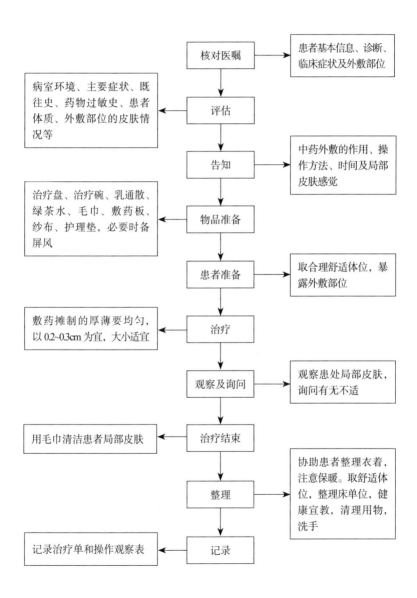

核对医嘱 → 患者基本信息、诊断、临床症状及外敷部位

病室环境、主要症状、既往史、药物过敏史、患者体质、外敷部位的皮肤情况等 → 评估

告知 → 中药外敷的作用、操作方法、时间及局部皮肤感觉

治疗盘、治疗碗、乳通散、绿茶水、毛巾、敷药板、纱布、护理垫，必要时备屏风 → 物品准备

患者准备 → 取合理舒适体位，暴露外敷部位

敷药摊制的厚薄要均匀，以0.2~0.3cm为宜，大小适宜 → 治疗

观察及询问 → 观察患处局部皮肤，询问有无不适

用毛巾清洁患者局部皮肤 ← 治疗结束

整理 → 协助患者整理衣着，注意保暖。取舒适体位，整理床单位，健康宣教，清理用物，洗手

记录治疗单和操作观察表 ← 记录

第八节
中药溻渍技术

中药溻渍技术是将按一定处方配伍的中草药洗剂、散剂、酊剂敷于患处的治疗方法。该技术可使中药透皮吸收后发挥药效，达到降温、止痛、消肿，减轻炎性渗出的作用。

一、适用范围

1. 乳腺科主要用于气滞热壅型哺乳期急性乳腺炎乳汁瘀积、结块的患者。

2. 乳房局部皮肤红肿胀痛的患者。

3. 全身可伴有恶寒、发热、头痛的患者。

二、评估

1. 主要症状、既往史，是否妊娠。

2. 有无对药物等过敏情况。

3. 溻渍局部皮肤情况。

三、告知

1 每次 20~30 分钟。

2 渍渍后皮肤颜色改变。

3 如有皮肤过敏等不适，及时通知护士。

四、物品准备

水温计、中药汤剂、治疗碗、纱布、护理垫、毛巾、镊子2把、手消毒液，必要时备屏风（图 2-8-1）。

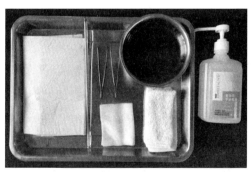

图 2-8-1　中药渍渍技术——用物准备

五、基本操作方法

1.核对医嘱，评估患者和环境，告知相关事项，注意保暖。

2. 携用物至床旁，根据敷药位置，协助患者取舒适体位，充分暴露患处，必要时用屏风遮挡并注意保暖。

3. 用毛巾清洁患者局部皮肤。

4. 将中药汤剂取出，测试药液温度（15~25℃）。

5. 将纱布充分浸取药液，微挤压至不滴水为度，并敷于患处（图2-8-2）。

6. 每隔5分钟重新操作一次，溻渍持续时间为20~30分钟，以使患处的纱布保持在15~25℃。

7. 治疗过程中随时观察患者皮肤情况，询问患者有无不适症状。

8. 治疗结束，取下纱布，用毛巾清洁局部皮肤。

9. 协助患者着衣，取舒适体位，整理床单位。处理用物，洗手。

10. 记录：记录治疗单和操作观察表。

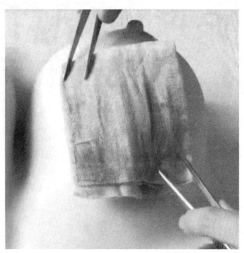

图2-8-2　中药溻渍技术

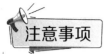 **注意事项**

　　1. 注意药液温度，治疗过程中观察局部皮肤反应，如出现水疱、痒痛或破溃等症状，立即停止治疗，报告医师。

　　2. 注意保护患者隐私并保暖。

附：中药溻渍技术操作流程图

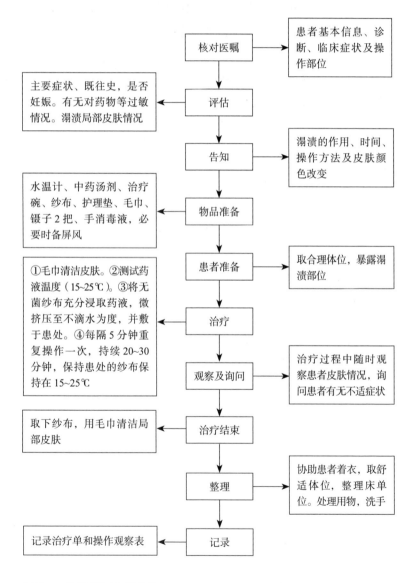

核对医嘱 → 患者基本信息、诊断、临床症状及操作部位

主要症状、既往史，是否妊娠。有无对药物等过敏情况。溻渍局部皮肤情况 ← 评估

告知 → 溻渍的作用、时间、操作方法及皮肤颜色改变

水温计、中药汤剂、治疗碗、纱布、护理垫、毛巾、镊子2把、手消毒液，必要时备屏风 ← 物品准备

患者准备 → 取合理体位，暴露溻渍部位

①毛巾清洁皮肤。②测试药液温度（15~25℃）。③将无菌纱布充分浸取药液，微挤压至不滴水为度，并敷于患处。④每隔5分钟重复操作一次，持续20~30分钟，保持患处的纱布保持在15~25℃ ← 治疗

观察及询问 → 治疗过程中随时观察患者皮肤情况，询问患者有无不适症状

取下纱布，用毛巾清洁局部皮肤 ← 治疗结束

整理 → 协助患者着衣，取舒适体位，整理床单位。处理用物，洗手

记录治疗单和操作观察表 ← 记录

第三章
急性乳腺炎中医
护理实践案例

一、产后乳腺导管内乳栓堵塞引发的哺乳期急性乳腺炎的护理

哺乳期急性乳腺炎是乳腺的急性化脓性感染，是乳腺管内和周围结缔组织炎症，多发生于产后哺乳期妇女，尤其是初产妇更为多见。常发生在产后 3~4 周。急性乳腺炎是哺乳期常见病，通常为乳腺组织小叶间结缔组织因种种原因而发生的急性炎症，对母婴健康均有较大负面影响。西医认为本病为细菌感染所致，而中医认为本病乃肝气不舒、饮食不节、胃络瘀阻所致，临床表现主要为乳房局部变硬，皮温升高，有压痛、皮肤发红等症状。有时还可伴有畏寒、发热、寒战等全身的菌血症的症状。通常患者可表现为腋窝淋巴结的肿大，血常规提示白细胞和中性粒细胞比例增高。急性乳腺炎由于哺乳原因，用药受限，容易导致病情迁延加重，严重威胁产妇身心健康。本文探讨了 1 例哺乳期急性乳腺炎患者给予手法按摩排乳经过精心治疗及护理，患者痊愈的过程。现报道如下：

1. 临床资料

患者主诉左乳房胀痛难忍，拒触，触之剧痛，同时伴有恶寒、发热、口渴症状，自述焦虑。即测 T 38.5℃，BP 120/80mmHg，P 80 次 / 分，R 18 次 / 分。患者 1 天前左乳胀痛难忍，未予处理，哺乳后略有好转。现疼痛加重，于上午 9:00 来我院乳腺科门诊就诊。视诊可见左乳积乳致条索状隆起，局部区域红肿，红肿范围大小约 4cm×4cm。全血细胞分析：WBC $1.5×10^9$/L，中性粒细胞 $0.8×10^9$/L。

2 护理

（1）辨证施护

①辨证分型：气滞热壅证。

②症状：乳汁瘀积结块，皮色微红，皮肤微热，肿胀疼痛，伴有恶寒、发热、口渴、脉数。

③证候分析：情志焦虑，肝失条达或胃热，气滞血凝，经络受阻，壅结成痈。故见乳房内出现界限不明显之肿块，气血与乳汁凝滞则排乳不畅，肿胀疼痛。邪热内盛，营卫失和，则出现恶寒、发热。口渴，脉数，均为热象。

④中医诊断：乳痈；西医诊断：哺乳期急性乳腺炎。

（2）护理诊断

①疼痛：与乳络阻塞，不通则痛有关。

②体温过高：与乳汁瘀积，日久化热，或肝郁、胃热，或感受外邪，郁久化热有关。

③焦虑：与担心无法继续哺乳有关。

④知识缺乏：与缺乏哺乳期乳房保健知识有关。

⑤潜在并发症：传囊乳痈，与脓液波及其他乳络有关。

（3）护理量表

① NRS 疼痛评分标准，患者来院时评分为 6 分。

②焦虑自评量表由 William W.K.Zung 于 1971 年编制。采用 4 级评分，从"没有或很少时间"，到"绝大部分或全部时间"分别计为 1~4 分。20 个条目中 15 个是负性词陈述，按上述 1~4 顺序评分，5 个（带 * 号）是正性词陈述，按上述 4~1 顺序评分。总分为 20 分 ~80 分，标准分越高，症状越严重。20 个条目得分相加即得粗分（X），经过公式换算，即用粗分乘以 1.25 以后

取整数部分，就得标准分（Y）。焦虑自评量表满分 100 分。按照中国的评分标准，焦虑自评量表标准分的分界值是 50 分，其中 50~59 分为轻度焦虑，60~69 分为中度焦虑，70 分以上为重度焦虑。根据焦虑自评量表，患者来院时焦虑分值为 60 分，属于中度焦虑。

（4）护理措施

①饮食护理：给予患者清淡、低脂肪、易消化、富营养的饮食，如粥、面条、汤羹等。鼓励患者多饮水，多食蔬菜、水果。避免辛辣油腻及鱼腥之物，如肥肉、烟酒、鱼虾等，以免导致乳腺导管的阻塞而诱发急性乳腺炎，对于乳少且乳汁瘀积的患者，可适当摄入疏通乳络的汤汁，如丝瓜鸡蛋汤等。

②情志护理：鼓励家属多与患者沟通，多陪伴，给予关心、爱护，注意观察患者情绪变化，积极给予心理支持。指导患者通过听舒缓音乐、看书以转移注意力，放松心情，避免产后焦虑情绪的产生。鼓励患者之间积极进行沟通，讲解成功案例，增强战胜疾病的信心。

③疼痛护理：乳房疼痛是急性乳腺炎的主要特征。初起乳房肿胀、疼痛，皮肤不红或微红，继之局部硬结渐渐增大，疼痛加剧，伴发热。护理人员要尊重患者对疼痛的反应，安慰、鼓励和支持患者，使其以良好的心态增强对疼痛的耐受性，手法按摩排乳过程中可根据患者对疼痛的耐受度适当调整力度，对于疼痛明显的患者可指导患者患侧乳房用宽松胸罩或三角巾托起，另外对于患乳疼痛无法忍受者，根据医嘱，可适当中药外敷以减轻疼痛。

④生活护理：要注意保暖，防止感冒。养成良好的哺乳习惯。哺乳后及时排空乳汁，以免乳汁瘀积。哺乳后要及时清洁乳头，以免奶垢堵塞乳孔；加强婴儿监护，不要让婴儿含乳头

睡觉；患者需重视睡姿管理，避免患侧乳房受压；掌握正确的衔乳姿势，确保足够的吸奶率，同时可避免母亲乳头受到损害；对于乳头皲裂者涂抹香油、蛋黄油或橄榄油进行乳房护理等，鼓励家属学习哺乳期保健知识，指导患者或家属手法按摩排乳的方法。保持充足的睡眠，对于睡眠质量较差者，可指导患者着宽松舒适衣物，促进优质睡眠。

⑤中医护理：手法按摩排乳技术，消除积乳肿块原理图示如下。

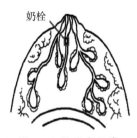

图1 奶栓堵塞乳管

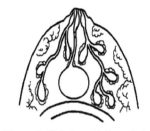

图2 乳汁瘀积，肿胀，硬块

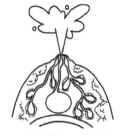

图3 栓子排出，乳汁涌出

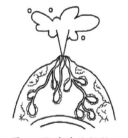

图4 乳腺腺体松软

（5）评价指标

①治愈：经干预后患者肿块消失，乳汁排出通畅，皮肤无红肿和疼痛，体温在37.5℃以下。

②显效：经干预后患者肿块减小但未完全消失，略有疼痛，乳汁排出较通畅，体温在 37.5℃以下。

③有效：经干预后患者肿块有所减小，疼痛减轻，乳汁排出不完全通畅，体温 37.5~38℃。

④无效：经干预后患者乳汁排出不畅，红肿疼痛无改善，肿块未减小或局部形成脓肿。

（6）电话随访

患者主诉当日 19:00 乳房疼痛明显减轻，NRS 疼痛评分为 2 分，左乳条索状隆起消失，乳房局部红肿区域明显减小，自测体温 36.5℃，可以继续哺乳，评价结果为治愈。自述焦虑情况明显好转，电话给予焦虑评分为 50 分。

3 讨论

急性乳腺炎是乳腺的急性化脓性炎症，发病高峰期是产后第 3~4 周，以患侧的乳房红、肿、热、痛以及硬性肿块为主要临床表现，若治疗不及时可形成脓肿，给患者带来较大的痛苦，严重者甚至影响产后哺乳质量及产妇和婴儿的健康。初产妇由于产后难以适应角色转变，可能会出现抑郁、焦虑等负性心理，加上炎性反应及疼痛刺激导致休息欠佳，不能很好地配合治疗，导致治疗及护理依从性差。另外，由于产妇处于哺乳期，产妇担心临床治疗会对哺乳或婴儿产生影响，更加加剧了患者紧张、焦虑、抑郁等负性心理。因此，护理人员应结合产妇的文化背景等情况进行有针对性的心理干预，使用通俗易懂的语言安慰、鼓励产妇积极面对疾病，以缓解患者的焦虑、紧张及抑郁等心理负担，使之积极配合治疗及护理工作。

母乳喂养可提供营养及促进发育。母乳中含有丰富的物质，最适合婴儿的消化、吸收，生物利用率高，其质与量随婴儿的生长和需要发生相应的改变；还可提高免疫功能，抵御疾病。母乳喂养能明显降低婴儿腹泻、呼吸道感染及皮肤感染率，母乳中含有丰富的免疫蛋白和免疫细胞。另外，母乳喂养有利于婴儿牙齿的发育和保护，吸吮时的肌肉运动有利于面部正常发育，而且可以预防因奶瓶喂养引起的龋齿。母乳喂养时婴儿与母亲皮肤频繁接触，可提高母婴间亲子交流。此外，母乳喂养有利于防止产后出血，降低母亲患乳腺癌、卵巢癌的风险。急性乳腺炎的发生极大地影响了母乳喂养，因此我们要积极预防。

本文对1例哺乳期急性乳腺炎通过清淡、易消化饮食，保持心情舒畅，手法按摩排乳等精心治疗及护理后治愈，有效预防及护理是治疗哺乳期急性乳腺炎的关键。通过有效的评估，根据患者的病情，制定、改善护理措施，以患者为中心，加上护理人员的爱心、耐心、责任心，一切从患者的实际出发，强调"个性化"的护理，即针对不同的个案、不同的病因，客观地对待哺乳期急性乳腺炎发生的危险因素，充分认识其危害，并努力研究，在不同的哺乳期急性乳腺炎病案中查漏补缺，取长补短，尽力做到完美，这样哺乳期急性乳腺炎的预防和护理才能取得突破性进展，并且可以使得护理工作做到更加细致。

二、手法按摩排乳联合耳穴贴压治疗急性乳腺炎初起疼痛的护理

急性乳腺炎是一种乳房化脓性感染疾病，多由金黄色葡萄球菌、链球菌、大肠埃希菌沿淋巴管入侵所致，一般多发生于

哺乳期妇女，常表现为乳房局部红、肿、热、痛，乳汁排出不畅，全身表现为畏寒、高热等症状。近年来，哺乳期急性乳腺炎的发病率逐年升高。据相关文献报道，急性乳腺炎发病率为3%~20%。哺乳期急性乳腺炎既影响了产妇的健康，也降低了产妇的生活质量，又有碍婴儿的母乳喂养，影响了母子两代人的健康。乳腺炎通常被描述为一种乳房组织炎症，是一种常见的使人衰弱的疾病，经常导致停止纯母乳喂养，影响到33%的哺乳期妇女。急性乳腺炎在中医界称之为"乳痈"，妇人产后忧郁暴怒伤肝，肝气郁滞，失于疏泄，乳汁蓄积，致脾胃受损，运化失司，水湿内停，郁而化热，湿热蕴结而成肿块，郁久热盛，肉腐而成脓。手法按摩排乳是治疗急性乳腺炎初起的特色方法之一，临床实践证明，手法按摩排乳联合耳穴贴压治疗急性乳腺炎初起气滞热壅证患者疗效显著。现将个案汇报如下。

1. 临床资料

患者，女，30岁，产后哺乳3个月，主诉昨日开始出现左乳房胀痛，左乳外侧局部红肿，自摸有鸽蛋大小肿块，按之剧痛，情绪焦虑，即测体温38℃，哺乳后稍有好转，未予重视。今晨自觉症状加重，于2022年3月2日来我院乳腺科门诊就诊，患者视诊舌质红，苔腻，微黄，可见左乳外上象限皮肤微红；切诊为脉弦滑，触诊左乳外上象限皮肤微热，大小约5cm×5cm，可扪及疼痛性肿块，大小约4cm×4cm，边缘清楚，质韧，无波动感；闻诊为患者语音低微，情绪焦虑，问诊为患者纳差，眠差，大便秘结，小便黄，体温37℃。患者中医诊断：乳痈；辨证分型：气滞热壅证；西医诊断：左乳急性乳腺炎。遵医嘱给予手法按摩排乳联合耳穴贴压进行治疗。

2. 护理

（1）护理评估

①疼痛评估：采用视觉模拟评分法（VAS），将疼痛的程度用 0 至 10 共 11 个数字表示，0 表示无痛，10 代表最痛。由患者凭自身感觉自行在刻度尺上标记出代表疼痛程度的数字，评分越高，疼痛程度越重。本病例的疼痛评分为 6 分，属于中度疼痛。患者对哺乳没有信心，出现焦虑情绪。

②红肿范围评估：乳房发红（无皮肤发红 0 分；红肿范围＜ 3cm 3 分；红肿范围 3~6cm 6 分；红肿范围＞ 6cm 9 分），患者局部皮肤红肿，患侧皮肤温度高于正常皮温，使用同一医用测量尺测量该红肿大小为 5cm×5cm，评分为 6 分。

③肿块大小评估：无肿块 0 分；肿块最大直径＜ 3cm 3 分；肿块最大直径 3~6cm 6 分；肿块最大直径＞ 6cm 9 分。患者左乳肿块大小为 4cm×4cm，评分为 6 分。

④心理状况评估：采用焦虑自评量表（SAS）来评估患者，焦虑总分低于 50 分为正常，50~60 分为轻度焦虑，61~70 分是中度焦虑，70 分以上属于重度焦虑。患者因疼痛症状紧张、焦虑，SAS 焦虑评分为 64 分，属于中度焦虑。

（2）护理措施

1）手法按摩排乳技术 ①体位：取平卧位，袒露双乳，尽量放松，同时注意保暖以防外感。②清洁皮肤：用温毛巾清洁患者局部皮肤。③穴位按摩：取膻中穴、膺窗穴、乳中穴、乳根穴、期门穴。用中指及示指以点按的手法进行按摩，按摩时间共约 1 分钟。④润滑乳房：首先刺激乳头，用大拇指及示指放在距乳头根部 2cm 的地方，大约乳晕边缘处，两指向胸壁方向轻轻下压，压在乳晕下方的乳窦上，向上轻轻提拉乳头，排出部分乳汁后润滑乳房。⑤手法按摩排乳：轻柔按压近乳晕部皮肤，先将乳晕周围积乳排空，之后用双手的大鱼际从乳根到乳头沿乳腺管方向推出乳汁，乳汁推到乳晕处稍加压力，以免乳汁回流，排出乳汁，松开手指，释放压力。⑥排乳时间：20分钟，治疗过程中，随时润滑乳房，密切观察患者的反应及局部皮肤情况，询问患者有无不适。⑦积乳排出：腺体均匀松软，用温毛巾擦拭局部皮肤。

2）耳穴贴压技术　运用耳穴贴压方法治疗，能缓解乳痈患者疼痛，减轻炎症，使乳汁分泌更多，使治疗效果达到最佳。操作前评估患者耳部皮肤，有无过敏史，尤其是胶布过敏史。用75%的酒精对耳部皮肤进行消毒，耳廓按摩调动耳部气血。重点按摩乳腺相关区域。取穴：肝、胸、乳腺、肾上腺、内分泌、枕共6个穴位，其中乳腺为该病特效穴。穴位选择完毕后采用75%乙醇溶液对耳部进行消毒，在穴位上利用胶布贴压王不留行籽，贴压完毕后，嘱患者利用示指和拇指对穴位进行压按，每日3次，每次每个穴位以点按的方式按压1~2分钟。注意手法要轻柔并逐渐加重，以患者耐受为宜。

3）常规护理　①饮食护理：嘱患者宜食用一些清淡、易消化的饮食，忌食肥甘厚腻的食物，鼓励患者多饮水，多食新鲜蔬菜水果。②情志护理：鼓励家属多与患者进行沟通，给予心理支持，转移注意力，比如听舒缓音乐，看书，放松心情。③生活护理：养成良好的哺乳习惯。哺乳后及时排空乳汁，避免乳汁瘀积；加强婴儿监护，避免婴儿含乳头睡觉；患者需重视睡姿管理，避免患侧乳房受压；掌握正确的衔乳姿势，确保足够的吸奶率，同时可避免妈妈乳头受到伤害；嘱患者哺乳后及时清洁乳头，对于乳头皲裂者涂抹香油、蛋黄油或橄榄油进行乳房护理等。

3. 疗效观察

治疗前患者乳房疼痛视觉模拟评分量表（VAS）评分为 6 分，经过 2 天治疗，疼痛评分由 6 分降为 2 分。

治疗前患者左乳胀满，左乳外上象限皮肤微红，大小为 5cm×5cm。治疗第 2 天，经过手法按摩排乳治疗联合耳穴贴压，皮肤稍红，红肿面积 3cm×3cm。治疗第 3 天皮肤颜色恢复正常。

治疗前患者左乳外上象限触诊可扪及 4cm×4cm 肿块，边界清楚。治疗第 2 天触诊可及 2cm×2cm 肿块，边界清楚。治疗第 3 天触诊可及 1cm×1cm 肿块，边界清楚。

治疗前患者焦虑评分为 64 分，经过第二天、第三天治疗，分别降到了 50 分、24 分（表 3-2-1）。

表 3-2-1　效果评价

量化评估项目	治疗前	治疗第 2 天	治疗第 3 天
VAS 评分	6 分	4 分	2 分
红肿范围	6 分	6 分	3 分
肿块大小	6 分	3 分	3 分
SAS	64 分	50 分	24 分

4. 讨论

急性乳腺炎是哺乳期妇女的常见疾病，其特征为乳房结块，乳汁欠通畅，可伴有局部红、肿、热、痛；具有发病急、转移、演变快、易化脓等特点。治疗及时得当，可迅速痊愈，若失治误治易致脓疡，甚或迁延为乳瘘、袋脓，经久难愈。西医治疗急性乳腺炎主要以抗生素为主，脓肿形成期则切开引流，手术治疗，任意方法均需要暂停哺乳喂养。中医提倡辨证论治，通过单一或内外治方法改善患者乳汁瘀积、疼痛的症状，可继续母乳喂养。熊伟等发现行中医综合疗法治疗初产后乳汁瘀积的效果确切。张董晓等对急性乳腺炎患者应用手法按摩排乳后，患者的疼痛、肿块大小、乳孔堵塞、体温等情况均有所改善。李彦梅等研究表明手法按摩排乳能缓解乳房疼痛，改善乳房肿大，使乳孔不闭塞，达到舒经活血的疗效。张凤莲等做对照实验得出结论"通乳三穴"拔罐加耳穴贴压具有清热解毒、活血祛瘀、通络止痛的功效，治疗早期乳腺炎的临床疗效优于抗生素疗法。

耳穴贴压治疗急性乳腺炎气滞热壅型患者，具有通络止痛的功效。邱九莲等研究表明耳穴贴压能使乳汁尽早分泌，护理人员准确地对患者进行耳穴贴压，能够疏通乳管，乳房更加丰满，使乳汁分泌量增加，使婴儿更好地接受母乳喂养，从而促进婴儿的健康成长。

但是在中医护理操作中还会出现一系列的问题，比如护理人员对中医主要的穴位掌握不够精确，导致治疗效果达不到最佳；按摩的手法不够娴熟，导致患者皮肤健康问题；患者持有中医无用的错误观念而拒绝接受中医护理等。介于这类问题，护理人员应该加强对中医护理操作的水平素质，护理领导应该积极组织有关中医护理的学术活动，督促动员护理人员积极学习中医护理技能。

综上所述，手法按摩排乳联合耳穴贴压治疗哺乳期急性乳腺炎疗效显著，值得临床推广应用。

三、手法排乳联合刺络放血拔罐治疗气滞热壅型乳腺炎患者的护理

哺乳期急性乳腺炎是指乳腺的急性化脓性感染，易导致产后发热、乳房胀痛等症状，中医将其纳入"乳痈"范畴。多由金黄色葡萄球菌、链球菌、大肠埃希菌沿淋巴管入侵所致，其临床表现为乳房结块，红肿热痛，伴恶寒、发热等全身症状，常发生于产后 3~4 周的妇女，初产妇多见，是哺乳期妇女的常见病和多发病。急性乳腺炎是初产妇哺乳期的一种常见病，是由于产后乳汁瘀积、乳头皲裂、细菌侵入乳腺小叶及腺管结缔组织内引起的炎性反应。轻者使产妇产生焦虑、烦躁等负面情绪；重者白细胞计数明显增高，高热，乳房局部形成脓肿。手术切开排脓破坏乳房组织，疗程较长，给产妇身心带来严重的创伤，直接影响哺乳。哺乳期急性乳腺炎早期有效治疗，解决了婴儿的哺乳问题，也避免了哺乳期乳腺炎的发生。

西医认为本病是由于乳汁瘀积及细菌感染诱发的急性化脓性感染，治疗方面采用抗生素等以缓解炎症，但是疗效一般。乳腺炎是中医治疗的优势病种，近年来中医药疗法治疗乳腺炎的疗效得到越来越多的医生及患者肯定，我科采用手法排乳联合刺络放血拔罐治疗乳腺炎症状疗效显著，具体报道如下。

1. 病例资料

患者，女，32 岁。主因"左侧乳房肿胀疼痛 3 天伴发热 2 天"来我科就诊。患者入院时症状：左侧乳房持续刺痛，左乳头破溃，乳汁瘀积结块，伴有恶寒、发热，体温 38.5℃，全身

肌肉酸痛，心烦易怒，食欲差，眠浅易醒，口渴，便秘。舌红苔薄黄，脉数。西医诊断：急性乳腺炎。中医诊断：乳痈，气滞热壅证。专科查体：左侧乳房皮色微红，皮肤发热，左乳外上象限可触及约 5cm×5cm 的大小范围红肿，可扪及肿块，触痛明显。经医生建议，患者于我科中医特色护理门诊行手法排乳联合刺络放血拔罐治疗。

2. 护理

（1）护理评估

①疼痛症状评估：采用视觉模拟评分（VAS）法评估患者疼痛，用 0~10cm 的刻度尺，量化患者的主观疼痛程度，用 0~10 代表不同程度的疼痛，0 为无痛，1~3 为轻度疼痛，4~6 为中度疼痛，7~10 为重度疼痛。患者乳房疼痛评分为 6 分，属于中度疼痛。

②焦虑自评量表评估：采用由 Zung 教授在 1971 年编制的焦虑自评量表（SAS）。焦虑自评量表（SAS）采用 4 级评分制，20 个项目的得分相加即为总分，总分乘以 1.25 取整后得到标准分。焦虑自评量表（SAS）标准分 < 50 分为无焦虑，50~59 分为轻度焦虑，60~69 分为中度焦虑，70 分以上为重度焦虑。患者就诊时因乳腺增生的不适有不良焦虑情绪，有强烈的自卑、害怕和恐惧等心理状态，经过焦虑自评量表评分为 68 分，属于中度焦虑。

③肿块大小评估：无肿块计 0 分；肿块最大直径 < 3cm 计 3 分；肿块最大直径 3~6cm 计 6 分；肿块最大直径 > 6cm 计 9 分。患者视诊可见左乳积乳导致肿块，并呈条索状隆起，使用医用测量尺测量该肿块最长直径，数值显示 5cm，评分为 6 分。

（2）护理诊断

①急性疼痛：与患者乳头皲裂及乳汁瘀积有关。

②焦虑：与缺乏对乳腺炎认知有关。

（3）护理措施

1）中医辨病辨证分析：中医认为乳痈的形成与足厥阴肝经和足阳明胃经关系颇为密切，乳头为足厥阴肝经所主，乳房为足阳明胃经所主。因其产后乳头损伤、外邪入侵、乳汁过多、情志内伤、饮食不节等导致乳汁蓄积，乳络阻塞。患者产后出血，肝失所养，肝气不舒，则肝之疏泄不畅，乳汁分泌或者排出失调。

2）中医特色护理

①手法排乳：首先选取该患者膺窗穴、膻中穴、乳中穴、乳根穴、期门穴进行穴位按摩，手法轻重适度，按摩约1分钟，以局部微红为宜。

排乳前按摩穴位不仅通达经气缓解疼痛，还可起到消除患者紧张情绪和畏惧疼痛的作用；再通过手法反复理顺疏通乳管，积乳便可轻易排出。其次润滑乳房：刺激乳头，用大拇指及示指放在距乳头根部2cm的地方，大约乳晕边缘处，两指向胸壁方向轻轻下压，必须压在乳晕下方的乳窦上，向上轻轻提拉乳头，排出部分乳汁后润滑乳房，目的是使其摩擦力减小，减轻疼痛，乳少者可用温水或橄榄油代替，切忌干搓乳房，加重疼痛。排乳：轻柔按压近乳晕部皮肤，先将乳晕周围积乳排空，之后用双手的大鱼际从乳根到乳头沿乳腺管方向推出乳汁，乳汁推到乳晕处稍加压力，以免乳汁回流。排出乳汁，松开手指，释放压力。因为乳管分布是以乳头为中心，因此按摩要从外周向乳头方向推挤。积乳排出，腺体均匀松软，治疗后用小毛巾擦拭局部皮肤。注意每次排乳时间不宜超过 20 分钟，1 次 / 天，3 天为一个疗程。

②刺络放血拔罐：患者取坐位，选取大椎穴、天宗穴作为穿刺部位。大椎穴位于后正中线上，第七颈椎棘突下凹陷中，属奇经八脉之督脉，为督脉和手足三阳经交会穴，又称"诸阳之会"，即手足三阳的阳热之气由此汇入该穴并与督脉的阳气上行头颈。其穴可益气壮阳，亦擅解表通阳，清热解毒。天宗穴在肩胛部，当冈下窝中央凹陷处，与第四胸椎相平，本穴归属于手太阳小肠经，具有通络、理气通乳的作用。对皮肤进行常规消毒后，一手持无菌针灸针迅速直刺入大椎穴、天宗穴，进针 1mm，针刺完毕后，使用火罐将针刺点罩住，留罐 5 分钟后起罐，可拔出少量血液、渗出液。采用消毒棉球将局部皮肤擦净，注意治疗后 6 小时内不能洗澡，且治疗当天可能出现针孔发红、局部皮肤发痒等情况，均属正常现象，嘱咐患者不要用指甲抓挠，治疗后饮用一杯热开水促进排毒。疗程为 1 次 / 天，持续 3 天。

3）常规护理

饮食宜清淡、易消化，忌食辛辣刺激、荤腥油腻及寒凉之品，过食滋腻厚味容易引起乳汁量多，稠厚，更易造成乳汁郁积；嘱患者多饮水，多食新鲜蔬菜、水果。应关注患者心理状态，做好心理评估，通过沟通交流帮助其排解负性情绪，保证积极乐观的心态，注意休息，保证充足的睡眠，避免情绪紧张、忧思和郁怒；避免乳房受到外力挤压，正确佩戴哺乳胸罩。另外，正确的排乳手法很重要，比如排乳时动作应轻柔，力度不宜太大；排乳时先健侧后患侧，力度以患者能耐受为宜；排乳时间不宜过长，对已形成乳房脓肿者，切忌排乳。加强婴儿监护，避免婴儿口含乳头睡觉，同时患者需重视睡姿管理，保持仰卧位或健侧卧位，预防患侧乳房受压，否则易加重乳块瘀积，哺乳时应观察乳汁颜色，若乳汁发黄同时伴有体温升高应停止哺乳。

3. 疗效观察

经治疗患者 VAS 评分降至 1 分，SAS 评分降至 36 分，左侧乳房局部红肿范围明显减少，体温正常。手法排乳联合刺络放血拔罐可有效提高乳腺炎的治疗效果，使患者的疼痛度减轻，焦虑情绪得到缓解，心情舒畅，经评估后患者可以继续哺乳。详见表 3-3-1。

表 3-3-1　效果评价

量化评估项目	治疗第 1 天	治疗第 2 天	治疗第 3 天
VAS	6 分	3 分	1 分
SAS	68 分	52 分	36 分
肿块大小	6 分	3 分	0 分

4. 讨论

中医将急性乳腺炎归属于"乳痈"范畴，认为其主要是因哺乳期女性乳头皲裂、内陷，以致乳汁瘀积，乳房经络不通，久而酿脓成痈；其次，产后肝郁气滞，乳汁排泄不畅，导致乳房经络阻滞，气血凝滞而生热，以致肉腐成脓。研究显示高达33% 的哺乳期妇女曾患哺乳期急性乳腺炎。

我科采用的特色排乳手法，主要采用按摩手法疏通乳络，促进乳汁排出，减少乳汁瘀积，而且按摩还可增强局部血液循环，起到消肿、止痛作用，治疗过程简单，不会影响喂养，易于被患者接受。陈畅等研究表明发现特定腧穴拔罐结合针刺辨证治疗早期乳痈，具有通乳散结、清热消痈、疏肝和胃的功效，明显改善乳痈早期的临床症状，从而达到治疗的目的，避免病情进展。放血可疏通乳房经脉之气，血行通畅，宣泄瘀滞的乳汁，通则不痛，达到气血调和、经络得通、祛病止痛的目的。王婕等通过对 80 例确诊患者运用体针配合拔罐或走罐治疗，每周 3 次，10 次为一疗程。痊愈 58 例，好转 17 例，无效 5 例，总有效率为 93.75%，得出结论针刺加拔罐疗法对于治疗哺乳期急性乳腺炎有显著疗效。拔火罐能活血散瘀，消肿止痛，疏通经络，并能增加乳房中淋巴细胞的吞噬作用，刺激局部及全身的免疫功能，增加机体抵抗力，从而达到消炎止痛的目的。刘志良等使用按摩联合针灸治疗早期乳腺炎 40 例，先针刺患者太冲、肩井及天宗穴，在拔罐针刺的同时辅以双手协助排乳，每天 1 次，一周为一个疗程，所有患者均有疗效。

手法排乳联合刺络放血拔罐治疗乳腺炎不影响婴儿哺乳，安全，无毒副作用，操作简单，疗效显著，无不良反应，使患者可以继续顺利哺乳，乳母及婴儿均可受益。因此，在治疗早期乳痈方面有很好的发展前景，值得推广。

四、手法排乳联合乳通散外敷治疗哺乳期急性乳腺炎的护理

急性乳腺炎是乳房部最常见的急性化脓感染性疾病，属中医学"乳痈"范畴，占乳腺感染性疾病的 75%。常发生于产后

的哺乳期女性，尤以初产妇多见。多发生于产后 3~4 周，以乳房的红、肿、热、痛为其典型表现，同时还可伴有恶寒，白细胞及中性粒细胞增高等。近年来由于各种复杂因素致本病发病率未见下降，既影响产妇康复，又有碍母乳喂养。西医治疗急性乳腺炎主要针对细菌感染应用抗生素，但易导致炎症组织机化遗留冷性僵块。哺乳期急性乳腺炎既影响了产妇的健康，也降低了产妇的生活质量，又有碍婴儿的母乳喂养，影响了母子两代人的健康。在治疗上，西医治疗强调抗感染，中医治疗强调以通为用、以消为贵，但中西医均认为应排空乳汁。经抗生素治疗后乳房局部容易形成结块，影响哺乳。而中医的治疗方法多种多样，其优势在于无需中断哺乳，药物无需口服，药物直接作用于局部，直接透皮吸收，减少了胃肠道消化液的首过效应。我科运用手法排乳加乳通散外敷治疗哺乳期急性乳腺炎，治疗效果获得患者的肯定，现将护理病例报告如下。

1. 病历资料

患者，女，32 岁，于 10 月 12 日主因产后乳汁瘀积伴红、肿、热、痛于我院乳腺门诊接受治疗。患者诉 2 天前因哺乳不当出现左侧乳房肿块伴疼痛，乳汁不畅，同时兼有恶寒、发热、口渴等症状，哺乳后自觉症状有所好转，自己未予重视，今晨起红肿疼痛症状加重。接诊医生开具检查，B 超结果示：双乳呈哺乳期表现，左乳瘀积性乳腺炎。经医生系统中医辨证后，诊断为乳痈（气滞热壅型），建议予该患者我院特色中医绿色调护技术，患者同意。于外治室行手法排乳技术联合乳通散外敷，经周期治疗后，患者诉疼痛缓解。随症状减轻，患者焦虑感逐渐消失。

2. 护理

（1）护理评估

①疼痛评估：采用视觉模拟评分（VAS）法，用 0~10cm 的刻度尺，量化评估患者的主观疼痛程度，VAS 指数 0 代表无痛，10cm 代表无法忍受的剧痛。评分越高，疼痛程度越重，本病例的疼痛评分为 6 分，属于中度疼痛。

②身体状况：为患者进行生命体征测量，示 T 38.2℃，P 82 次 / 分，R 20 次 / 分。体温评分标准：37.3℃ 以下 0 分；37.3~39℃ 2 分；39℃以上 4 分，患者得分为 2 分。望诊舌苔薄白，舌质淡红，触诊脉弦。患者自感乏力、纳差、夜寐欠安。患者平素饮食偏好甜口，无抽烟、喝酒等不良生活习惯。初产妇，晚育，诉生产时困难。

③心理状况：采用焦虑自评量表（SAS）来评估患者，焦虑总分低于 50 分为正常，50~60 分为轻度焦虑，61~70 分是中度焦虑，70 分以上属于重度焦虑，患者因疼痛症状紧张焦虑，向患者介绍 SAS，患者回答总分 62 分，评估为中度焦虑。

④肿块大小评估：无肿块为 0 分；肿块最大直径＜ 3cm 为 3 分；肿块最大直径 3~6cm 为 6 分；肿块最大直径＞ 6cm 为 9 分。患者视诊可见左乳积乳致肿块，并呈条索状隆起，使用医用测量尺测量该肿块最长直径，数值显示 5cm，评分为 6 分。

⑤红肿范围评估：乳房发红（无皮肤发红为 0 分；红肿范围＜ 3cm 为 3 分；红肿范围 3~6cm 为 6 分；红肿范围＞ 6cm 为 9 分）。患者局部皮肤红肿，区域皮肤温度高于正常皮温，使用同一医用测量尺测量该红肿范围，数值显示大小 4.5cm×5cm，评分为 6 分。

（2）护理措施

1）护理常规

西医常规进行病情观察，定时测量体温并做好记录。注重生活起居护理，嘱患者保持大便通畅。暂停哺乳，定时用吸乳器吸尽乳汁。在用药上，如果患者诉疼痛难忍，可遵医嘱予镇静止痛药物。

2）中西医结合护理

与西医护理常规相比，中医护理方面更重视饮食护理与情志调摄。指导患者饮用萝卜丝汤，也可用厚朴花3~5g泡水代茶饮以行气消肿止痛，避食辛辣刺激等肥甘厚味之品，如肥肉、鱼虾以及油腻汤羹等，鼓励患者多饮水。对于乳少患者可适当饮用疏通乳络的汤汁，如丝瓜鸡蛋汤等。多与患者沟通，向其教授正确喂奶、回乳等知识，同时鼓励患者或家属学习手法排乳的方法，以便乳汁瘀积时及时疏通，放松心情，减少紧张、焦虑等不良情绪，并告知家属多陪伴患者，可听轻音乐，放松心情。生活中要注意避免风寒并保暖，以防感冒，着舒适柔软的衣物，增加舒适感，有利于睡眠质量的提高。

3）中医特色护理

中医辨病辨证分析：患者病位在乳房，示乳痈。与肝、胃等症状密切相关，肝经气滞，胃经郁热，结于乳络。证候表现上因乳汁阻塞乳管，气血凝滞，肿胀疼痛，体温升高，体现实、热证。邪热内盛，正邪交争，营卫失和，为气滞热壅症型，治疗以疏肝行气、散结通络、通乳消肿为主。

手法按摩排乳：患者取仰卧位，袒露双乳，指导患者尽量放松，并保持房间温度适宜。分别按压乳中、乳根、膻中、期门等穴位，以力度适中为宜，使患者感觉微微酸胀为度，每个穴位按压 10 次左右；乳中穴点可以促进乳汁分泌；乳根穴点可以散结止痛，清泻阳热之毒，疏通乳络及乳部气血；膻中穴点可以行气解郁，疏通乳络。

操作方法提捏手法反复刺激乳头乳晕引起排乳反射，利用患者自身乳汁润滑整个乳房，手法排乳位置首先应从乳腺无病变位置开始，将乳汁推到乳晕处稍加压力，至乳汁排出。其次再排乳腺有肿块的部位，双手轮换由乳根部向乳头方向推进数次，手法由轻至重，时间为 15~20 分钟，直至瘀积的乳汁排出，观察患者肿块缩小或消失，乳腺腺体达到均匀、松软的状态即可。在操作过程中注意观察：患者乳头有无皲裂，导管开口处有无小栓子，有无奶栓堵塞乳孔，若乳腺管开口处有乳栓者首先挤出，保持输乳管通畅；乳房较大、疼痛较明显者，切忌操之过急、猛力蛮挤，应力度适当、循序渐进，以防造成不必要的损伤，增加患者对于治疗的恐惧；排出积乳时应观察有无脓性乳汁；注意观察患者乳房疼痛情况，根据患者的反映调整力度的大小；如果患者双侧均患病，可从疼痛较轻的一侧开始治疗，以防增加患者的恐惧心理。

乳通散外敷：乳通散是由蒲公英 30g、路路通 20g、醋青皮 20g、黄柏 20g、麸炒苍术 20g、甘草片 10g 组成，外敷方法是用清茶调好后均匀外敷于乳房患处，其外敷的范围应略超过病灶范围，厚度为 0.5cm，每天 2 次，每次 30 分钟，通过局部药物贴敷，从而达到消肿退热的作用。患者连续来我科门诊行手法排乳外加乳通散外敷 3 天后疗效显著。

3. 疗效观察

治疗后患者左乳条索状隆起消失，乳房局部红肿区域明显减小，体温降至 36.6℃，VAS 评分为 1 分，SAS 评分为 34 分。经评估后可继续哺乳，并且患者诉焦虑症状明显缓解，治疗前后效果显著，见表 3-4-1。

表 3-4-1　效果评价

量化评估项目	治疗第 1 天	治疗第 2 天	治疗第 3 天
VAS	6 分	4 分	1 分
肿块大小	6 分	3 分	0 分
红肿范围	6 分	3 分	0 分
体温	2 分	0 分	0 分
SAS	62 分	50 分	34 分

4. 讨论

手法排乳主要适合乳汁郁滞、乳头破损、乳房结块，肿胀疼痛较重等情况，以及不能顺利进行母乳喂养的哺乳期产妇，且存在发热、恶寒，体温 39℃以下，乳汁排泄不畅的情况。

母乳喂养有很多优点，首先有助于提高婴儿免疫能力，降低孩子在儿童期肥胖和婴儿猝死症的发生率，其次还可以减少过敏性疾病的发生，增加母子间的亲子交流。再者，母乳喂养可大大降低乳腺癌、卵巢肿瘤的发生。因此婴幼儿出生 1 小时后即可实施母乳喂养，这样能够确保母乳喂养在之后可以开展地更加顺利。在临床上，由于初产妇缺乏哺育经验，容易造成乳汁瘀积的现象，同时由于未规避风寒等易外感风邪。哺乳期急性乳腺炎发作，可通过手法排乳按摩联合乳通散方法消减症状，前者加快部分毛细血管扩张的速度，使血管通透性增加，有助于改善部分血液循环，加快乳汁分泌速度以及排出速度；

后者依靠中药药性通乳行气，方剂中以蒲公英、黄柏、甘草片三种性寒中药为主方，泄实证、热证，前两者清热解毒，散结消肿，起到控制炎症的作用，后者缓急止痛，清热解毒，同时补气健脾；路路通性苦，降泄，利水消肿；青皮、苍术性温，调和方剂中性寒药物，前者治疗胸肋满闷、乳房胀痛症状，后者健脾胃通便，舒畅全身气机，综合治愈患者。经疗效观察后，患者症状的改变可以在临床中指导乳通散中药方剂的加减，以求应用于更广泛患者，落实"以患者为中心"理念，提升服务质量，让中医药与中医绿色调护技术在时代所驱下更好地造福患者。

综上所述，手法排乳加乳通散外敷可以在此病例治疗中发挥显著疗效，展现良好中医专科门诊治疗前景。但也存在一些不足之处，如目前临床上对于手法排乳治疗加乳通散外敷治疗急性乳腺炎的研究文献中多为个人的治疗经验总结，对照的样本病例有限。另一方面，医生与护理人员对患者的随访时间较短，难以判断患者的远期疗效。因此，在今后的工作中，临床上应更充分地利用优秀资源，发挥中医护理的特色及优势。

五、手法排乳联合乳通散外敷治疗乳痈脓肿形成穿刺术后疼痛患者的护理

急性乳腺炎是乳房最常见的外科急性感染性化脓性疾病，常见于初产妇，多见于产后3~4周。多由乳头皲裂、乳腺导管阻塞伴金黄色葡萄球菌或链球菌感染所致，若治疗不及时或失当可致肿块日久不消，甚至形成脓肿，并发败血症或形成乳漏。乳汁排出不及时，肿块脓肿形成，临床表现为局部皮肤即可出

现红、肿、热、痛症状，病变区域的皮温升高，有压痛及全身症状。西医治疗主要对症使用抗生素，抗生素治疗后乳房局部易形成结块，影响哺乳。中医治疗方法多样，优势在于无需中断哺乳。中医将急性乳腺炎归属于"乳痈"范畴，情志不畅，肝气郁结，胃热壅滞，引起自主神经系统调节功能障碍，可致乳腺导管痉挛、乳汁排泄受阻，气血瘀滞，痰湿内生，继而发生乳汁瘀积，痰浊瘀阻乳房脉络而成乳痈。手法排乳是治疗急性乳腺炎初起的特色方法之一，直接作用于局部，直达病所所在。临床实践证明，乳通散联合手法排乳治疗急性乳腺炎初起气滞热壅证患者疗效显著。现将个案汇报如下。

1. 病例资料

患者，女，31岁，主因"左乳乳房疼痛2天"于11月5日来我科门诊治疗，患者刻下症为：左乳内下皮肤微红，左乳乳房胀痛，体温37.2℃，患者既往体健，昨日最高体温38.9℃。于2021年9月至今双乳反复乳腺炎，无过敏史，纳差，眠差，小便调。患者舌质淡红，苔黄腻，脉弦滑。专科检查：左乳内下及乳晕后方可见范围8.36cm×4.12cm×5.94cm的混合低回声区，形态不规则，边界欠清，周边软组织回声增强，内可见液性暗区，左腋下可见肿大淋巴结，形态不规则，大小约2.07cm×1.60cm；超声提示：双乳哺乳期表现，双乳瘀积性乳腺炎，左乳混合回声区，考虑脓肿，左腋下淋巴结肿大。中医诊断：乳痈。辨证分型：气滞热壅证。西医诊断：左乳急性乳腺炎脓肿形成，患者于11月6日行临床操作彩色多普勒超声引导乳腺肿块穿刺引流术，术后回家患者未进行母乳喂养，乳房胀痛，遵医嘱给予手法排乳联合乳通散外敷方法进行治疗。

2. 护理

（1）护理评估

①乳房疼痛症状评估：疼痛评分采用视觉模拟评分（VAS）法，用 0~10cm 的刻度尺，量化患者的主观疼痛程度，评分越高，疼痛程度越重。患者乳房疼痛评分为 7 分，属于重度疼痛，使患者对于母乳喂养产生恐惧，产生断奶想法，出现焦虑情绪。

②乳房红肿范围评估

0 级（0 分）：无红肿

1 级（3 分）：红肿范围最大直径＜3cm

2 级（6 分）：红肿范围最大直径 3~6cm

3 级（9 分）：红肿范围最大直径＞6cm

治疗前患者左乳胀满，左乳内下皮肤色红，红肿范围 10cm×7cm，评为 3 级（9 分）。

③乳房肿块大小

0 级（0 分）：无肿块

1 级（6 分）：肿块最大直径＜3cm

2 级（12 分）：肿块最大直径 3~6cm

3 级（18 分）：肿块最大直径＞6cm

治疗前患者左乳内下触诊可及 9cm×6cm 肿块，边界清楚。评为 3 级（18 分）。

（2）护理措施

1）手法排乳

操作方法：①核对医嘱，评估患者，遵医嘱确定患侧乳房，做好解释，手法排乳一般不适合乳房脓肿、破溃的患者，局部炎症反应较重。不当的排乳手法会导致炎症的扩散，但乳汁是不断在产生的，没有进行母乳喂养的乳房未能及时排空，导致乳汁瘀积，会产生乳房胀痛，对患者的生理、心理均会造成严重的伤害，从而进一步加重病情。由于患者为脓肿穿刺术一次后，尚有脓肿，故需要在未脓肿的部位轻排出乳汁，缓解患者乳房胀痛的症状。②检查并备齐用物，带患者至中医治疗室，护理垫铺于床上，测量体温。③协助患者取合理体位，暴露双乳，注意保护隐私及保暖。④操作前对乳房进行触诊。⑤手指按摩：用大拇指和示指点按的手法进行按摩"乳根穴、膻中穴、乳中穴、膺窗穴、期门穴"1分钟，按摩力度以患者微微感觉酸胀为度，达到疏肝理气，活络通乳，促进乳汁排出的作用。⑥润滑乳房：轻轻挤压刺激乳头，用大拇指及示指放在乳晕边缘，两手指轻轻下压在乳窦上，向上轻轻提拉，挤出乳汁润滑乳房皮肤。⑦手法排乳：先将乳晕周围积乳排空，再在患者患侧未形成脓肿的位置，以掌根和鱼际沿乳管方向从乳根到乳头呈放射状进行按摩产生推力，排空乳房未形成脓肿部位的乳汁。如双侧均患病，可先从疼痛较轻一侧开始治疗，以防加剧患者恐惧心理。⑧积乳排空，腺体均匀松软；胀痛明显减轻为度。⑨操作完毕：协助患者将皮肤上的乳汁擦干，协助患者穿好衣服。⑩排乳后复测体温，并做记录，整理用物。治疗时间以15~20分钟为宜。

2）乳通散外敷

乳通散作用：清热消肿，通乳止痛。外敷方法：乳通散由蒲公英30g、路路通20g、青皮20g、黄柏20g、苍术20g、生甘草10g组成，用温绿茶水调敷于乳房患处，外敷范围略超过病灶范围，厚度为0.5cm，每天两次，每次30分钟。

3）常规护理

①饮食护理：嘱患者饮食应清淡、易消化，避免辛辣刺激、肥甘厚腻的饮食，鼓励患者多饮温开水，多食新鲜蔬菜、水果，对于偏嗜甜食或坚果患者，应适当减少摄入。

②情志护理：鼓励家属多与患者进行沟通，同时尽量避免患者孤独，多给予陪伴、关心，给予患者心理上的支持，转移注意力，听音乐，看书，散步，以放松心情。鼓励病友间相互鼓励，增强战胜疾病的信心。

③生活护理：确保正确哺乳，养成良好的哺乳习惯。哺乳后应及时用吸奶器或手法排出多余的乳汁。掌握定时及正确哺乳方法，确保乳汁顺畅排出，避免乳汁瘀积。加强婴儿监护，避免婴儿口含乳头睡觉，同时患者需重视睡姿管理，保持仰卧或健侧卧位，预防患侧乳房受压，嘱患者哺乳后应清洁乳头，以免奶垢或死皮堵塞乳孔，加重积乳。对于乳头皲裂者可涂抹香油、鸡蛋油或橄榄油进行乳房护理等。患侧乳房可用宽松胸罩托起，以减轻疼痛。勤更换柔软舒适衣服，增加舒适度，提高睡眠质量。

3. 疗效观察

治疗前患者乳房疼痛视觉模拟评分量表（VAS）评分为7分，根据患者自身每日疼痛感进行评估，经过6天治疗，疼痛评分由7分降为2分，效果显著。

治疗前患者左乳胀满，左乳内下皮肤色红，红肿面积10cm×7cm。治疗第3天，经过手法排乳治疗联合乳通散外敷，皮肤微红，红肿面积6cm×5cm。治疗第6天皮肤颜色恢复正常。

治疗前患者左乳内下触诊可及 9cm×6cm 肿块，边界清楚。治疗第 3 天触诊可及 6cm×4cm 肿块，边界清楚。治疗第 6 天触诊可及 2cm×2cm 肿块，边界清楚（表 3-5-1）。

表 3-5-1　效果评价

量化评估项目	治疗前	治疗第 3 天	治疗第 6 天
VAS	7 分	4 分	2 分
红肿范围	9 分	6 分	0 分
肿块大小	18 分	12 分	6 分

5. 讨论

哺乳期急性乳腺炎是常见的产妇哺乳期症状，特别是在初产妇中发生率更高，多因饮食不当、乳头皲裂、哺乳方式不正确等因素所导致，致病菌多为金黄色葡萄球菌。早期常表现出红、肿、热、痛等局部症状。西医治疗多采取抗生素抗感染，抗生素类药物属寒凉之品，用后易致气血凝滞，炎症组织机化，遗留冷性僵块；在治疗的同时，停止哺乳、回乳，抗生素有效率为 73.68%~78.33%。急性乳腺炎按病程发展可分为肿块期和脓肿期，如得不到及时治疗则在很快的时间内发展为脓肿期，此时将严重影响母婴的健康。乳头属足厥阴肝经，乳房属足阳明胃经，乳腺疾患宜疏肝经之郁滞。

《诸病源候论》首载手法排乳和吸吮法治疗妒乳，初起时"便以手助捻其汁，并令傍人助嘬引之"，使乳汁排出，以通法为治疗原则。手法排乳是治疗乳汁瘀积的中药方法之一，将妒乳及时地排空有助于患者的康复进程，手法排乳具体操作时应注意先排健侧后排患侧，充分按摩穴位，润滑乳房，减少摩擦力，排乳时力度由小到大，动作轻柔，力度适中，以患者耐受为度，每次操作 15~20 分钟，应避免操作在脓肿部位，以免炎症扩散。积乳排出，缓解患者乳房胀痛。

乳通散外敷治疗急性乳腺炎气滞热壅型患者，具有清热消肿、通乳止痛的功效，其中蒲公英味苦甘、性寒，归属胃经，清热解毒，消痈散结；路路通祛风活络，利水通经，可用于乳汁不通，乳房胀痛；黄柏清热燥湿，泻火解毒，退热除蒸，用于疡肿痛；青皮疏肝理气、散结止痛；苍术燥湿健脾；生甘草味甘性平，缓急止痛，清热解毒，调和诸药，诸药共奏清热消肿、通乳止痛之功。乳通散外敷时应注意观察皮肤情况，是否有中药过敏的情况。每日两次，每次 30 分钟，厚度为 0.5cm，外敷范围略超过病灶范围。

乳房脓肿、破溃的哺乳期产妇应慎用手法排乳，因脓肿破溃期，局部炎症反而往往较重，不当的手法会使炎症扩散，但排乳能够缓解乳房疼痛，长时间或者程度剧烈的疼痛会影响患者躯体和社会功能，使患者出现焦虑、抑郁和睡眠障碍，甚至有少部分患者因无法忍受长期疼痛而产生自杀念头。故对于此患者应排出未脓肿部分的乳汁，从而减轻患者乳房胀痛，改善患者焦虑情绪。手法排乳联合乳通散外敷治疗哺乳期急性乳腺炎，乳房红肿疼痛患者疗效显著，有利于疾病恢复，从而使哺乳重拾信心，使哺乳继续进行。

六、砭石技术治疗乳痈初起气滞热壅型患者的护理

乳痈是由热毒侵入乳房所引起的一种急性化脓性病证，相当于西医学急性乳腺炎。多发生于产后哺乳期妇女，经产妇占

20.8%，初产妇则高达 50%，中国女性累积发病率为 10.3%。主要原因是产后机体抵抗力下降，给病原菌的侵入、生长、繁殖创造了有利条件。急性乳腺炎的病因有多种，乳汁郁积是最常见的原因。该疾病分郁滞期、成脓期与溃后期三期，对应的证候诊断则分别为气滞热壅型、热毒炽盛型与正虚毒恋型。其中，乳痈初起郁滞期时的乳汁瘀积与因各种原因导致的排乳不畅为发病主因，并以乳房局部结块、出现红肿热痛，或伴有发热、恶寒等全身症状，易于"传囊"为临床表现。因此，乳痈贵在郁滞期及早治疗，一般可以收获良好预后。目前，中医药疗法在我国已成为乳痈郁滞期的一线治疗方案，获得患者认可。砭石治疗作为一项中医特色技术，经我院乳腺专科中医护理门诊大量临床实践，证明对乳痈患者有显著疗效。本文回顾 1 例乳痈初起气滞热壅型患者的临床资料，现报告如下。

1. 临床资料

患者，女，32 岁，初产后 4 周，主因"产后乳汁瘀积伴左乳结块疼痛 2 天"于 3 月 1 日就诊于我院乳腺科门诊。自诉 2 月 27 日哺乳时乳头开始有疼痛，昨日晚间全身不适，发冷，头痛胸闷，测量体温最高 37.9℃。孕期与产后情绪不佳，纳差，眠差，小便调，大便干结。查体：双乳饱满，触诊左乳右下象限有结块表现，大小约 4cm×3cm，自发性疼痛，皮温略高，皮色微红，局部无波动感。舌红，苔薄黄，脉数。实验室检查：B 超提示左乳见 3.5cm×2cm 低回声区。中医诊断：乳痈（郁滞期），气滞热壅型。

遵医嘱于乳腺专科中医护理门诊对该患者连续 3 日施行砭石治疗，为一治疗周期。以乳痈（急性乳腺炎）中医诊疗方案（2017年版）中症状体征量化积分表作为评价方法。经3月1日~3日共计三天连续三次治疗，患者症状体征量化积分降至0分，且积分疗效判定结果为治愈。

2. 护理

（1）评估

①乳房评估：根据乳痈症状体征量化积分表，对乳房症状体征的评估项目包括皮肤发红、乳房疼痛、肿块数目、肿块大小，并依据建立的分级标准进行计分。其中，无皮肤发红：0级（0分）、红肿范围＜3cm：1级（3分）、红肿范围3~6cm：2级（6分）、红肿范围＞6cm：3级（9分），使用医用软测量尺对该患者进行测量，红肿范围最长直径4cm，计2级（6分）；无疼痛：0级（0分）；触压痛，无自发痛：1级（3分）；自发痛，呈阵发性：2级（6分）；自发痛，呈持续性：3级（9分）。该患者有自发性疼痛，但不持续，计2级（6分）。无肿块：0级（0分）；1个肿块：1级（2分）；2个肿块2级（4分）；≥3个肿块：3级（6分）。该患者实验室检查示1肿块，计1级（3分）。该患者于3月1日首诊，乳房积分总计20分。

②身体状况评估：根据乳痈症状体征量化积分表，对身体状况症状体征的评估项目为体温，并依据建立的分级标准进行计分。37.3℃以下：0级（0分）；37.3℃~39℃：1级（2分）；39℃以上2级（4分）。该患者入门诊时为其测量体温示37.3℃，计1级（2分）。身体状况积分总计2分。

③心理评估：该患者为外来务工人员，家中婆媳关系紧张。饮食偏好甜口，患者孕期时增重明显。产后丈夫工作繁忙，患者对此有怨言，平日常生闷气。此次病发突然，对哺乳呈畏惧

状态，同时也担心对孩子有不良影响，诉焦虑。应用心理痛苦温度计（DT）进行筛查，患者答 7 分，心理痛苦属中度。

（2）砭石治疗

①原理：《说文解字》中"砭"的释义为"以石刺病也"。砭石是一种医用工具，拥有多种不同形状，但不影响其具有相同功效，即发频率在 20~200kHz 的超声波脉冲，使砭石具有促进组织修复和加快神经传导速度的生物学效应。经中国中医研究院针灸研究所内的动物实验证实，砭石接近人体时会引起局部增温。对人体每隔 5 分钟疏刮一次，经 3 次后，体表温度逐渐上升，并且约比之前升高 0.67℃，并改善局部血液循环。从中医学角度讲砭石治疗可疏通经脉，促进气血运行，具有温通经络与行气活血的作用。

②操作流程：护士评估患者情况，告知患者治疗过程如感觉疼痛不能耐受及时告知。准备用物后嘱患者暴露双乳及肩部，在相应穴位区域涂抹适量润滑剂。运用温热砭石在大椎穴、肩井穴区域感、压、滚、擦、刺、划、振、刮；乳根穴位、膻中穴位感、压、振、旋、刮；期门、库房、屋翳穴位扭、旋、振、拔。点按刺激乳房周边穴位以利于促进经络畅通。用 75% 医用酒精棉签清洁乳头，点捏、提拉刺激乳头乳晕区以刺激泌乳反射促进乳络自身动力。乳房上涂患者乳汁，刺激乳房腺体近区的乳管疏通，排出瘀积乳汁。砭石治疗先健侧后患侧，注意与操作法有机结合。针对该患者先排右乳，后疏通左乳，并以左乳右下象限作为重点区域。

在促进乳房腺体浅层乳管疏通排出瘀积乳汁时，灵活运用砭石给予感、擦、振、压、刮等手法辅助；促进乳房腺体远区乳管疏通排出瘀积乳汁时，灵活运用砭石给予感、擦、振、旋、温、压、刮等手法辅助；促进乳房腺体深层的乳管疏通排出瘀积乳汁时，灵活运用砭石给予感、擦、振、扭、旋、温、压、刮等手法辅助。对乳房各象限、各层次施行"全包围式"疏通，舒缓通络，排出瘀积乳汁，整个乳房腺体均匀、松软即可。其中操作时力度适中，治疗层次达标，因人制宜。

完成操作后协助患者将皮肤上的乳汁擦干，等待患者穿好衣物后进行健康宣教。排乳后复测体温，并作记录，整理用物。

（3）疗效观察

经连续 3 天治疗后，患者皮肤已无发红现象，乳房疼痛缓解，肿块软化消失，体温降至 36.7℃。经医生评估，该患者可继续哺乳，并诉增长了哺乳相关知识，与家人主动沟通后获得家人支持，焦虑症状明显缓解（表 3-6-1）。

表 3-6-1　砭石技术干预后乳痈症状体征量化积分比较（分）

量化评估项目	砭石治疗前	砭石治疗 2 次后	砭石治疗 3 次后
皮肤发红	6 分	3 分	0 分
乳房疼痛	6 分	3 分	0 分
肿块数目	2 分	2 分	0 分
肿块大小	6 分	3 分	0 分
体温	2 分	0 分	0 分

3. 讨论

乳痈作为乳腺科门诊的常见疾病，病发后既影响产妇的身心健康，降低生活质量，又有碍对其婴儿的母乳喂养。在治疗方案上，西医强调输注抗生素，但该方案终归影响哺乳，因为无论时代如何演进，母乳始终是婴儿最理想的食物。近年，国家卫生健康委员会、国家中医药管理局等 15 部门也曾联合印发《母乳喂养促进行动计划（2021–2025 年）》等相关提倡母乳喂养政策。需强调的是，乳痈正是中医治疗乳腺疾病的优势病种之一。中医方案强调疏肝清胃、通乳消肿的治法，无需中断哺乳。

同时，分析中医治法可得出应用砭石治疗的必要性。首先，通乳应用"以通为用"法，是治疗乳痈的基本法则。砭石治疗能够疏通乳络，消积乳，疏通表邪，通卫气，均符合通法含义；消肿即"消法"，《疡科纲要》中提出："肿疡治疗总以消散为第一要义。"《外科证治全生集》也提及"无脓宜消散"。因此，乳痈郁滞期重"消"，砭石治疗方法统于外消法，温通辛散以消肿；疏肝即"疏通肝气"，砭石治疗疏通因各种原因导致的肝气上逆成结情况，同时通利血脉，消淤滞；清胃即当哺乳期产妇饮食失宜时，会损伤脾胃的正常运化功能，导致肝、脾、胃等脏腑出现失和表现，周身气血发生异常，卫外不固，外邪在此时更易侵袭，营阴受损，最终津、血、乳生化异常，此时应用砭石治疗起到通腑实、泄胃热作用。

砭石治疗能够帮助乳痈郁滞期患者达到良好预后效果，但针对该类患者，还存在需要疏导的心理状况，且中医护理历来注重情志调摄。研究表明，持续普及母乳喂养知识并根据哺乳期教授相应的乳房保健知识，对产妇意义重大。应重点教授该患者如何养成良好的哺乳习惯，告知其要定时哺乳，如哺乳后出现乳汁积滞情况，可通过按摩或吸乳器排空乳汁。注意婴儿的口腔卫生状态，不要让婴儿含乳头进入睡眠状态。嘱患者哺乳后清洁乳头，有皲裂时可涂抹香油、鸡蛋油等进行乳房护理。告知患者家属对其进行陪伴，时刻关心爱护，不要让患者感到孤单，给予足够精神支持，因为哺乳期间宜心情舒畅，情绪稳定。注意合理膳食，改变饮食偏好习惯，宜食清淡、易消化、富有营养的食物，少食肥甘厚腻之品，忌食海腥发物、辛辣炙煿之品。适当食用新鲜水果、蔬菜，保证充足营养，平日注意休息，穿着柔软舒适，保证充足睡眠。居家时可用宽松的胸罩托起患乳。

综上所述，乳痈作为急性炎症，应抓住早期治疗时机，在乳痈初起郁滞期时应用砭石治疗干预，以阻生变。但后续应思考能否提高病例量进行临床系统研究，思考在临床实践中的何种情景下可结合乳通散外敷、针刺疗法、服用中药汤剂瓜蒌牛蒡汤等乳痈适宜中医方法行配合治疗，以求取得最佳预后效果，后期也可开展机制研究以期为中医药促进临床治疗提供更多参考价值。

七、砭石疗法联合中药塌渍治疗哺乳期急性乳腺炎乳房局部发红患者的护理

急性乳腺炎是乳腺的急性化脓性感染，最常见于哺乳期妇女，尤其是初产妇，时间不一，于哺乳期均可发生。中医称其为乳痈，是哺乳期妇女最常见的外科疾患。常由于乳汁排出不畅，瘀积于乳房内，引发细菌感染。中医认为，乳痈多为肝气郁结，胃热壅滞，以致经络阻滞，血瘀乳积，再加上外感而成。患者表现为乳房有硬块，局部红肿热痛，乳汁排出不畅，伴有恶寒、发热、头痛等症状。如治疗不及时，可形成脓肿。近年来由于各种复杂因素致本病发病率未见下降，既影响产妇康复，又有碍母乳喂养。西医治疗急性乳腺炎主要针对细菌感染应用抗生素，但易

导致炎症组织机化遗留冷性僵块。哺乳期急性乳腺炎常表现为乳房局部皮肤红肿热痛，出现明显硬结，触痛加重，同时出现全身症状，如高热、畏寒、头疼等。若病情发展迅速或者治疗不当，炎性反应发展成脓肿，需要对产妇进行断奶、脓肿清创、长期换药等治疗。这些状况不仅给产妇带来了巨大的身心痛苦和伤害，还易给整个家庭带来不便与经济负担。在治疗上西医偏向于抗生素的对症治疗，中医则认为哺乳期急性乳腺炎属"外吹乳痈"范畴，古今医家多以病因辨证、脏腑辨证等论治哺乳期乳腺炎。中医治疗在临床上经验丰富，方法多样化，无需中断母乳喂养，其外治方面可达到通郁结之气，消郁结之肿，理气散结，宣通乳络，可改善局部皮肤红肿，避免成脓之苦。本科室运用中药塌渍联合砭石治疗哺乳期急性乳腺炎乳房局部发红的症状，效果显著，现将治疗及护理措施报告如下。

1. 临床资料

患者，女，32岁，主因："产后34天，双乳反复积乳肿块3周余，右乳红肿疼痛2日"于9月21日于门诊接受治疗。患者刻下症见：神志清楚，双乳胀满，右乳红肿疼痛明显，口渴，发热，无鼻塞流涕，无咳嗽咳痰、无咽痛咽干，纳眠尚可，小便黄，大便正常。查体：患者神志清楚，发育正常，形体正常，查体合作。双乳基本对称，呈哺乳期乳房外形，左乳头无畸形，右乳头红肿破溃，双乳头水肿明显，呈橘皮征，右乳内下方皮肤色红，皮温高，其下方可触及一大小约7cm×5cm质韧肿块，边界欠清，未触及明显波动，轻压痛。双腋下未触及肿大淋巴结。神色形态：痛苦面容，形体适中。舌苔脉象：舌质红，苔黄腻，脉弦滑。乳腺彩超提示：双乳腺体哺乳期表现，右乳异常回声伴皮下水肿，考虑乳腺炎、乳汁瘀积。中医诊断：乳痈；辨证分型：胃热壅盛证。西医诊断：右乳急性乳腺炎。建议给予该患者乳腺科中医适宜护理技术。

对患者施行砭石治疗联合中药塌渍技术后，患者诉症状明显好转。左乳房松软，乳汁排出通畅。右乳疼痛明显减轻，红肿消退，肿块缩小，皮温正常。

2. 护理

（1）护理评估

①乳房疼痛评估：采用视觉模拟评分（VAS）法评估患者疼痛的情况，应用 10cm 长度尺量化评估患者的主观疼痛程度，两端分别为"0"分端和"10"分端，0 分代表无痛，10 分代表难以忍受的最剧烈的疼痛，评分越高，代表疼痛程度越重。本例患者疼痛评分为 8 分，属于重度疼痛。

②身体状况：为患者进行生命体征测量，患者体温（T）38.6℃，心率（P）80 次 /min，呼吸（R）20 次 / 分。体温评分标准：＜ 37.3℃计 0 分；37.3~39.0℃计 2 分；＞ 39.0℃计 4 分，患者得分为 2 分。望诊舌质红，苔黄腻，脉弦滑。患者自感乏力、纳差、夜寐欠安。患者平素饮食偏好甜口，无抽烟喝酒等不良生活习惯。孕 2、剖腹产 1、胎停育 1 次，现值哺乳期。

③乳房红肿范围评估：0 级（0 分）：无红肿；1 级（3 分）：红肿范围最大直径＜ 3cm；2 级（6 分）：红肿范围最大直径 3~6cm；3 级（9 分）：红肿范围最大直径＞ 6cm。治疗前患者双乳胀满，右乳内下方皮肤色红，红肿范围 10cm×8cm，评为 3 级（9 分）。

④乳房肿块大小评估：0 级（0 分）：无肿块；1 级（3 分）：

肿块最大直径＜3cm；2级（6分）：肿块最大直径3~6cm；3级（9分）：肿块最大直径＞6cm。治疗前患者右乳内下方触诊可及7cm×5cm肿块，边界欠清，评为3级（9分）。

（2）护理措施

1）常规护理

对患者进行饮食指导，指导其宜食疏肝理气、通乳消肿的食品，如白萝卜、白菜等，忌食肥甘厚腻的食物。多与患者沟通，树立良好的心态，劝导安慰其正确对待疾病。鼓励家属多与患者沟通，多陪伴，给予心理支持。鼓励患者间互相鼓励，以成功案例增强患者战胜疾病的信心。告知患者正确哺乳，养成良好的哺乳习惯。掌握定时及正确哺乳的有效方法，确保乳汁顺畅排出，避免乳汁瘀积。加强婴儿监护，避免婴儿口含乳头睡觉，同时患者需重视睡姿管理，保持仰卧或健侧卧位，预防患侧乳房受压。嘱患者哺乳后应清洁乳头，对于乳头皲裂者可涂抹香油、鸡蛋油进行乳房护理等。日常生活中，可用宽松胸罩托起患乳，嘱患者着柔软细腻的衣物，促进患者舒适度，有助于患者改善睡眠质量。

2）中医辨病辨证分析

患者病位在乳房，提示乳痈。本病与肝、胃等症状密切相关，肝经气滞，胃经郁热，结于乳络。患者小便黄，易口渴，舌质红，苔黄腻提示胃热壅盛证。

①砭石疗法：评估患者双乳部位皮肤及疼痛耐受度。告知患者砭石治疗的作用、方法及局部感受。协助患者取仰卧位，充分暴露上身，用75％乙醇清洗乳头，半导体激光治疗仪照射患处，起到疏通乳汁、减轻疼痛的作用。治疗仪应距离患处20~30cm。

刺激乳中穴可以促进乳汁分泌，刺激乳根穴可以散结止痛，清泻阳热之毒，疏通乳络及乳部气血；刺激膻中穴可以行气解郁，疏通乳络。患者取仰卧位，指导患者尽量放松，并保持房间温度适宜。分别按压膺窗、乳中、乳根、膻中、期门等穴位，力度适中，每个穴位按压约10次。于患乳涂以少量的润滑剂，位于患者旁侧，手持的鱼形小砭板与皮肤呈45°角，采用经络全息刮痧疗法中疏经理气法和泻法，由乳房四周边缘向乳头以均匀力度刮拭，以患者能耐受、皮肤微发红发热为度，尤其对有乳腺肿块部位力度稍加大。若患处皮肤红肿明显，刮拭力度不可太大，应围绕患处四周刮拭，以免造成皮肤破损，加重病情。右手拇指和示指夹持患侧乳晕及乳头部，不断轻拉揪提，使乳汁排出。手法可反复运用，利用砭石对乳房各象限、分层次"全包围式"疏通，使整个乳房均匀松软。

②中药塌渍技术：中药塌渍技术起到缓解疼痛、促进炎症吸收作用。

操作方法：协助患者取舒适体位，暴露胸部，注意保暖，必要时可用屏风遮挡，清洁患者局部皮肤，取适量乳通散（蒲公英30g、路路通20g、青皮20g、黄柏20g、苍术20g、生甘草10g）于治疗碗中，用温绿茶水调制成1:1的糊状，将无菌纱布充分浸取药液，微挤压至不滴水为度，并敷于患处。外敷范围略超过病灶范围，厚度为0.3~0.5cm，2次/天，30分钟/次。治疗结束，取下纱布，擦净局部皮肤，协助患者着衣，取舒适体位。

（3）效果观察

治疗后患者乳房局部红肿区域明显减小，体温降至36.6℃，VAS评分降至2分。经评估后患者可继续哺乳，并诉口渴，焦虑等症状明显缓解，见表3-7-1。

表3-7-1　效果评价

量化评估项目	治疗第1天	治疗第2天	治疗第3天
VAS	8分	5分	2分
体温	2分	0分	0分
红肿范围	9分	6分	3分
肿块大小	9分	6分	3分

3. 讨论

中医之"乳痈"，相当于西医的急性乳腺炎。贵在郁滞期早治疗，治疗关键为以通为用。砭石治疗联合中药塌渍技术均为外治治疗，能够有效减少内服药物带来的不良反应，体现了中医绿色调护技术的特色。

砭石，《说文解字》曰："砭，以石刺病也"。砭石具有祛瘀止痛、清热消肿、改善代谢、养筋荣脉的功效，是一种有能量并可提升人体正气的奇石。砭石对红肿热痛的炎症反应表现出了良好的治疗作用。砭石具有石类重镇沉降之性，用于外治可有安神定惊之效。砭石手法通乳治疗归属中医学刮痧治疗，在治疗过程中砭石可发热且细腻光滑，可减少对皮肤的刺激，利于乳汁的通畅。经长期临床研究实践，发现其对局部肿块且疼痛的疾病有很好的治疗效果，有利于临床推广。

另外，中药塌渍作为一种传统的中医护理技术，以中医理论为基础，以整体观念及辨证论治为原则，达到疏通经络、行气活血、软坚散结的作用。塌渍药物敷于患处，主要经表皮吸收，由表及里产生局部和全身效应。对于哺乳期急性乳腺炎局部发红的患者，本科自制乳通散施行中药塌渍技术，其中路路通祛风活络、利水通经，为通乳常用药；蒲公英苦、甘、寒，具有温热解毒、消肿散结、利湿通淋的功效；黄柏清热燥湿，可缓解小便黄赤等症状；苍术燥湿健脾、祛风散寒；青皮具有疏肝破气、消积化滞的功效；甘草具有益气补中、解毒、缓急止痛的功效。药物通过经皮吸收的方式得以很好地发挥药效，塌渍方法简单易操作，体验感良好舒适。患者也可直观治疗效果从而建立哺乳信心，缓解焦虑。

母乳是婴儿最理想的食物。母乳喂养不仅可以提高婴儿免疫力，促进大脑以及视力发育，增进母子感情，从而增加婴儿的安全感，而且还可降低乳腺癌、卵巢肿瘤等疾病的发生。而急性乳腺炎会影响到母乳喂养，严重的乳腺炎可能需要回乳甚至手术来治疗，婴儿也因此失去了天然的食物。急性乳腺炎患者需内服药物，但大多数患者担心药物可能对婴儿有影响，从而不用或减量用药。故完善急性乳腺炎初期的非内服药物治疗是非常必要的。因此砭石疗法联合中药塌渍具有临床推广优势。

八、砭石治疗联合刺络放血治疗急性乳腺炎脓肿形成期的护理

急性乳腺炎是乳腺组织的急性炎症，属中医学"乳痈"范畴，是乳房部位发生急性化脓性感染的疾病。中医认为本病多因产后乳汁瘀积，化热酿脓，或肝郁胃热，气滞血壅所致。其主要症状是初起时患侧乳房肿胀疼痛，患处压痛，表面皮肤发红，有发热症状，甚则出现高热、寒战，白细胞增高。脓肿表

浅的可自行向外溃破；在深层的除慢慢向外溃破外，还可向深部浸润，形成乳房后脓肿。若治疗不当，可形成慢性迁延性乳腺炎，肿块长期不消，甚至可形成乳瘘，经久不愈。常发生于产后哺乳期妇女，占乳腺感染性疾病的75%。中医治疗常用清热通乳之法。其病程可分为郁乳期、成脓期及溃脓期。近年来由于各种复杂因素致本病发病率未见下降，既影响产妇康复，又有碍母乳喂养。西医治疗急性乳腺炎主要针对细菌感染应用抗生素，但易导致炎症组织机化遗留冷性僵块，对母婴健康均有较大负面影响。临床实践证明，砭石治疗联合刺络放血治疗急性乳腺炎脓肿患者疗效显著。现将个案汇报如下。

1. 临床资料

患者，女性，32岁，产后2月余，右乳肿块伴皮肤红肿疼痛12天，患者主诉12天前右乳外下出现一疼痛性肿块，约鸡蛋大小，5天前自行请通乳师按摩后症状加重，肿块增大，局部皮肤红肿，疼痛加重，患者为求进一步治疗，遂于2022年3月14日就诊于乳腺科门诊。专科检查：右乳外下方皮肤色鲜红，皮温略高，大小约7cm×7cm，可触及一质韧硬肿块，范围约6cm×7cm，边界欠清，活动度欠佳，压痛（＋），彩超检查：双乳哺乳期表现，右乳外侧可见一范围为4.15cm×2.82cm×4.63cm的低无回声区，内可见分隔。患者视诊舌质红，苔黄腻，切诊为脉弦滑。患者自述焦虑。问诊为患者纳差、眠差，小便黄，大便尚可。体温38.2℃，排除新冠病毒感染。患者中医诊断：乳痈辨证分型：胃热炽盛证，西医诊断：右乳急性乳腺炎脓肿形成，遵医嘱给予砭石治疗联合刺络放血进行治疗。

2. 护理

（1）护理评估

①疼痛评估：采用视觉模拟评分（VAS）法，用 0~10cm 的刻度尺，量化评估患者的主观疼痛程度，VAS 指数 0 代表无痛，10cm 代表无法忍受的剧痛。评分越高，疼痛程度越重，本病例的疼痛评分为 7 分，属于重度疼痛。担心无法继续哺乳，出现焦虑情绪。

②红肿范围评估：乳房发红（无皮肤发红 0 分；红肿范围最大直径＜ 3cm 3 分；红肿范围最大直径 3~6cm 6 分；红肿范围最大直径＞ 6cm 9 分），患者局部皮肤红肿，患侧皮肤温度高于正常皮温，使用同一医用测量尺测量该红肿范围，数值显示大小 7cm×7cm，评分为 9 分。

③肿块大小评估：（无肿块 0 分；肿块最大直径＜ 3cm 3 分；肿块最大直径 3~6cm 6 分；肿块最大直径＞ 6cm 9 分），患者左乳肿块大小为 6cm×7cm，评分为 18 分。

④心理状况：采用焦虑自评量表（SAS）来评估患者，焦虑总分低于 50 分为正常，50~60 分为轻度焦虑，61~70 分是中度焦虑，70 分以上属于重度焦虑。患者因疼痛症状紧张、焦虑，向患者介绍焦虑评分量表，患者回答总分 62 分，评估为中度焦虑。

⑤身体状况：为患者进行生命体征测量，患者体温（T）38.2℃，心率（P）78 次 / 分，呼吸（R）20 次 / 分。体温评分标准：＜ 37.3℃计 0 分；37.3~39.0℃计 2 分；＞ 39.0℃计 4 分，患者得分为 2 分。

（2）护理措施

1）砭石治疗

①暴露双乳及肩部，在相应部位区域涂抹适量润滑剂；②运用温热砭石在大椎穴、肩井穴区域感、压、滚、刺、擦、划、振、刮，乳根穴位、膻中穴位感、压、振、旋、刮，期门、库房、屋翳穴位扭、旋、振、拔，点按刺激乳房周边穴位以利于促进经络畅通；③75%医用酒精棉签清洁乳头，去除乳头表面奶渍；④点捏、提拉刺激乳头乳晕区以刺激泌乳反射促进乳络自身动力；⑤乳房上涂润滑剂患者乳汁，分象限逐一推揉按摩以疏通乳管，排出瘀积乳汁；⑥灵活运用砭石给予感、擦、振、压等手法辅助各象限乳汁排出；⑦先排健侧后患侧，可反复进行3~5次，操作手法要有机结合，按摩力度由小渐大，以患者能耐受为度；⑧治疗结束，协助患者将皮肤上的乳汁擦干，协助患者穿好衣服。

2）刺络放血

运用刺络放血治疗，能迅速达到清热止痛的目的，使治疗效果达到最佳。操作前评估患者耳部皮肤，采用75%的酒精对耳部皮肤进行消毒，按摩耳廓，调动耳部气血，提高治疗效果。重点按摩乳腺相关区域。刺络放血选取部位穴：耳尖、乳腺对应区、耳轮4区，共3个部位，其中乳腺为该病特效部位。部位选择完毕后采用75%乙醇对耳部进行消毒，用一次性无菌针具对准穴位，刺入2~3mm迅速出针，刺破选取的部位后，轻轻挤压放出少量血液，10~15滴，出血停止后再用干棉球按压止血，从而达到消肿止痛、开窍泻热、通经活络等作用。

3）常规护理

嘱患者宜食用清淡、易消化的饮食，忌食辛辣刺激的食物，鼓励患者多饮温开水，多食温性的蔬菜、水果。鼓励家属多与患者进行沟通，给予理解，通过散步、听音乐、看书以转移注意力，缓解焦虑情绪。养成良好的哺乳习惯。哺乳后及时吸奶器或手法排空乳汁，避免乳汁瘀积；加强婴儿监护，避免婴儿含乳头睡觉；患者需重视睡姿管理，避免患侧乳房受压；掌握正确的衔乳姿势，确保足够的吸奶率，同时可避免母亲乳头受到伤害；嘱患者哺乳后及时清洁乳头，对于乳头皲裂者涂抹香油、蛋黄油或橄榄油进行乳房护理等。另外，对于疼痛明显的患者，可嘱患者用宽松胸罩托起患乳。

3. 疗效观察

治疗前患者乳房疼痛视觉模拟评分量表（VAS）评分为 7 分，第 3 天疼痛评分由 6 分降为 5 分，第 6 天从 5 分降到 3 分，第 9 天从 3 分降到 2 分。

治疗前患者右乳胀满，左乳外上象限皮肤微红，大小为 7cm×7cm。治疗第 3 天，经过砭石治疗联合耳刺络放血后，红肿面积 6cm×7cm。第 6 天红肿面积为 4cm×4cm，第 9 天红肿面积降为 3cm×4cm。

治疗前患者右乳外上象限触诊可扪及 6cm×7cm 肿块。治疗第 3 天触诊可及 5cm×4cm 肿块，边界清楚。治疗第 6 天触诊可及 3cm×3cm 肿块，边界清楚。治疗第 9 天触诊可及 1cm×1cm 肿块，边界清楚。

治疗前患者焦虑评分为 62 分，治疗第 3 天，降到了 58 分；治疗第 6 天，降到了 52 分；治疗第 9 天，降到了 45 分。

治疗前患者体温评分为 4 分；治疗第 3 天，降到了 2 分；治疗第 6 天，降到了 0 分；治疗第 9 天，降到了 0 分。见表 3-8-1。

表 3-8-1 效果评价

量化评估项目	治疗前	治疗第3天	治疗第6天	治疗第9天
VAS	7分	5分	3分	2分
红肿范围	9分	9分	6分	3分
肿块大小	18分	12分	12分	6分
SAS	62分	58分	52分	45分
体温	4分	2分	0分	0分

4. 讨论

急性乳腺炎是在乳汁瘀积的基础上，细菌通过乳头进入乳房引起的乳腺化脓性感染，属中医学"乳痈"范畴。本病常发生于产后哺乳期妇女，尤以初产妇多见。急性乳腺炎按病程发展可分为肿块期和脓肿期，如得不到及时治疗易发展为脓肿期，此时将严重影响母婴健康。西医治疗急性乳腺炎主要以抗生素为主，脓肿形成期则穿刺抽脓甚至切开引流，手术治疗，任意方法均需要暂停哺乳喂养。中医提倡辨证论治，通过单一或内外治方法改善患者乳汁瘀积、疼痛的症状，可继续母乳喂养。治疗中砭石温热，光滑细润，受力面积大，可更好地促进乳汁排出，减轻患者的疼痛，患者更易接受，提高临床效果。阮利元等发现 TDP 热疗、砭石通乳联合中药内服外敷治疗早期急性乳腺炎能显著提高临床疗效。刘颖等通过用鱼形小砭板对患者因乳汁瘀积引起的急性乳腺炎的乳房进行治疗，并配合瓜蒲通乳方内服治疗。68 例患者痊愈 67 例（痊愈率 98.5%），无效 1 例（1.5%）。由此得出结论砭石疗法配合中药治疗急性乳腺炎淤乳期临床效果良好，方便易行，值得推广应用。

刺络放血治疗急性乳腺炎胃热炽盛证患者，具有清热止痛的功效。陈鹏典等按摩点穴配合刺络放血治疗产后急性乳腺炎效果确切，可有效改善产后妇女临床症状积分和乳房肿块大小，提高生活质量，且优于单纯按摩点穴治疗。张继红等研究表明针刺加刺络放血疗法可起到清热散结通络的作用。钟志鸾等放血疗法结合局部按摩治疗急性乳腺炎疗效确切，能明显改善乳房疼痛、泌乳情况、乳房肿块、红肿面积等主要症状体征，恢复偏高的白细胞、中性粒细胞计数水平。这可能与其下调 IL-6 及 TNF-α 水平、提升 IFN-γ 水平有关。

综上所述，砭石治疗联合刺络放血治疗哺乳期急性乳腺炎疗效显著，值得临床推广应用。

九、砭石治疗联合无菌 5/6 号乳管扩张器治疗哺乳期急性乳腺炎深部乳栓堵塞乳管的护理

哺乳期急性乳腺炎是产后哺乳期妇女常见疾病，尤以初产妇多见。多在产后 3~4 周发生，通常表现为乳房局部红、肿、热、痛及乳汁排出不畅，严重者会出现畏寒、高热等全身症状，甚至可能因为治疗不及时形成脓肿，导致治疗时间延长，在一定程度上影响正常母乳喂养。中医将急性乳腺炎归属于"乳痈"范畴，情志不畅，肝气郁结，胃热壅滞为病因，引起自主神经系统调节功能障碍，致乳腺导管痉挛、乳汁排泄受阻，气血瘀滞，痰湿内生。其中，乳管堵塞是指乳导管内乳汁瘀积于局部区域，乳腺组织肿胀，出现可触及包块。在治疗上，西医对症使用抗生素，中医则多种治疗方案，优势在于无需中断哺乳，排开积乳，利于炎症消散。砭石治疗联合无菌 5/6 号乳管扩张器治疗哺乳期急性乳

腺炎乳栓堵塞乳管是特色中医治疗方法，直达病处，于我科取得满意治疗效果，现将治疗及护理措施报告如下。

1. 临床资料

患者，女，28岁，产后22天，主因"左乳乳房疼痛2天"于2022年2月20日就诊于北京中医药大学我院乳腺科门诊，患者刻下症为：全身乏力、全身酸痛，左乳小硬块持续4天，患者未觉乳汁不畅，期间疼痛感不显，未予重视。2月18日患者一次长时间未吸奶，导致原本的小硬块迅速成长为单侧乳房的乳汁瘀积，并伴随乳房变硬、疼痛，患者既往体健，入院当天伴发热，最高体温38.2℃。无过敏史，纳差，眠差，小便调。患者舌质淡红，苔薄黄微腻，脉弦。专科检查：左乳外侧可见红肿硬块范围6cm×6cm。B超结果显示：双乳呈哺乳期表现，左乳淤积性乳腺炎。中医诊断为乳痈，辨证分型：气滞热壅证，西医诊断为：左乳淤积性乳腺炎。建议给予患者乳腺专科中医护理技术。

患者在乳腺手法治疗室接受砭石联合无菌5/6号乳管扩张器治疗，一周期后，患者自诉疼痛缓解，症状减轻，诉可坚定哺乳的信心。

2. 护理

（1）护理评估

①疼痛评估：采用视觉模拟评分（VAS）法评估患者疼痛，用10cm长刻度尺量化评估患者的主观疼痛程度，两端分别为"0"分端和"10"分端，0分表示无痛，10表示难以忍受的最剧烈的疼痛，评分越高，代表疼痛程度越重。本例患者疼痛评分为5分，属于中度疼痛。

②身体状况：为患者进行生命体征测量，患者体温（T）38.2℃，心率（P）72次/分，呼吸（R）18次/分。体温评分标准：< 37.3℃计0分；37.3~39.0℃计2分；> 39.0℃计4分。患者得分为2分。望诊舌质淡红，苔薄黄微腻，脉弦。自感全身乏力、全身酸痛、纳差、眠差。患者平素饮食偏好辛辣，无抽烟、喝酒等不良生活习惯。初产妇，顺产转剖宫产，产中出血量800ml。

③肿块大小评估：肿块大小评估标准：无肿块计0分；肿块最大直径< 3cm计3分；肿块最大直径3~6cm计6分；肿块最大直径> 6cm计9分。患者视诊可见左乳积乳致肿块，使用医用测量尺测量该肿块最长直径，数值显示6cm，评分为6分。

④红肿范围评估：无皮肤发红计0分；红肿范围< 3cm计3分；红肿范围3~6cm计6分；红肿范围> 6cm计9分。患者得6分。区域皮肤温度高于正常皮温，使用同一医用测量尺测量该红肿范围，数值显示6cm×6cm，评分为6分。

⑤心理状况评估：采用焦虑自评量表（SAS）评估患者焦虑程度，SAS总分< 50分为正常；50~60分为轻度焦虑；61~70分为中度焦虑；> 70分为重度焦虑。患者因疼痛症状导致紧张焦虑，向患者介绍SAS焦虑评分量表，患者SAS总分60分，评估为中度焦虑。

（2）护理措施

1）护理常规

观察患者的病情变化，测量体温做好记录。嘱患者掌握正确的哺乳技巧，如哺乳后及时排空乳汁，做到按需哺乳，避免过度产乳，避免乳汁瘀积，避免乳房压迫，及时处理乳房问题。对于较大婴儿要避免婴儿的"拳打脚踢"。保持心情愉悦，调节作息时间，充分休息，避免疲劳。积极响应婴儿的"觅乳信号"，尽量不使用瓶喂。日常生活佩戴宽松胸罩，避免乳房下垂的同时还可避免乳汁瘀积。鼓励患者及家庭成员积极储备母乳喂养知识。对于先天乳腺管发育不良者，鼓励患者或家属积极学习手法疏通方法，以便及时疏通，减少乳腺炎的发生。

2）中西医结合护理

与西医护理常规相比，中医护理方面更重视饮食护理与情志调摄。指导患者饮用萝卜丝汤，也可用厚朴花3~5g泡水代茶饮以行气消肿止痛。产后注意饮食调护，宜食用清淡、易消化食物，切勿饮食偏嗜，如甜食、坚果等，尽量少食或不食肥甘厚腻的食物。乳少患者可多饮水，保证乳腺管通畅的同时，适量食用下奶汤，如猪蹄汤、鲫鱼汤等。乳少且乳腺管欠通畅患者可指导适量食用丝瓜鸡蛋汤，以疏通乳络，增加乳汁。指导患者"饮""食"均衡适度。鼓励家属多与患者交流，了解患者心理，并给予支持。鼓励患者间互相鼓励，增强战胜疾病的信心。指导患者放松心情，积极面对疾病，保持良好的心态，有助于乳腺管的畅通，从而缓解由于乳汁瘀积导致的焦虑情绪，提高战胜疾病的信心。

3）中医特色护理

①中医辨病辨证分析：患者乳房内出现界限不明显之肿块，气血与乳汁凝滞则排乳不畅，肿胀疼痛。邪热内盛，营卫失和，则出现恶寒、发热。患者口渴，脉数表现为热象。治疗原则为开放堵塞的乳管，并引流堵塞后方的区域。

②砭石治疗联合5/6无菌乳管扩张器：核对医嘱，评估患者，确定左侧为患侧乳房，并选择消毒后的砭石用具（温热

40~42℃），其砭石用具特点是两边的薄厚不一样，可利用极宽的远红外辐射波谱，于摩擦中产生密集的超声脉冲等独特的生物物理效应。

确定施术方法和治疗时间，为患者测量体温，并记录。嘱患者放松，暴露双乳和肩部，在对应穴位涂抹适量的润肤油。运用温热砭石在大椎、肩井处感、压、滚、擦、刺、划、振、刮，乳根、膻中穴位感、压、振、旋、刮，期门、库房、屋翳穴位扭、旋、振、拔，点按刺激乳房周边穴位以促进经络通畅。

乳头是乳汁排出的唯一道路，先用75%乙醇棉球清洁乳头，擦去乳头表面奶垢。再用清洁的棉球清理乳头，轻柔擦拭乳头缝隙里的奶垢和死皮。使用提捏手法反复刺激乳晕，引起排乳反射。用乳汁润滑乳房及砭石，运用砭石感、擦、温、压、凉、拔等手法，先健侧后患侧将乳头乳晕区域的瘀积乳汁排出，后顺着导管分布的方向，逐级排出乳汁，处理原则是从乳房表层到深层，从靠近乳头的一端到远离乳头的一端，操作过程中观察乳腺管开口处有无奶栓。患者乳头及乳晕部位均匀、松软，但左乳房外侧可摸到一个小结节，对应乳腺管开口处，乳汁黏稠合并絮状物，考虑此乳管深部乳管乳栓堵塞。

戴无菌手套，用75%乙醇以乳头为中心常规消毒乳房，提起乳头，根据患者乳管、乳孔粗细，选用5/6号、7/8号及9/10号乳管扩张器，该患者适用于5/6号乳管扩张器。找到乳管堵塞的乳孔，插入乳管扩张器逐级扩张乳管，过程顺利，无明显阻力，后应用秃头针插入堵塞的乳孔内，用生理盐水分次冲洗，稀释乳管黏稠乳汁，再配合砭石手法沿乳管方向按摩治疗，使黏附于导管壁的乳栓和分泌物排出，时间以 15~20 分钟为宜。最后实施全包围式的乳腺疏通，排出瘀积乳汁。根据患者病情应用砭石连续治疗 2 天，以改善症状。

（3）效果观察

经治疗后患者左乳外侧红肿消失，硬块明显减小，VAS 评分降至 1 分，体温降至 36.4℃，SAS 评分降至 30 分。

3. 讨论

母乳喂养可给婴儿提供全面的营养和充分的肌肤接触，促进婴儿生长发育。对母亲而言，能够促进子宫恢复，减少产后出血，降低罹患乳腺癌和卵巢癌的危险。对婴儿而言，母乳含有大量营养物质，易被吸收消化，保证其健康发育，对于新生儿而言是无法替代的天然补品。

但在喂养时产妇可能会遇到乳腺导管被堵塞情况，导致出现急性乳腺炎。砭石治疗联合 5/6 号乳管扩张器的使用在方法和作用上发挥相互协同作用。砭石治疗主要适用于乳汁瘀积、乳头破损、乳房结块、肿胀疼痛等情况以及存在发热体温高于 38.5℃的情况。5/6 号乳管扩张器适用于有奶栓堵塞乳管或者乳孔出口处，可以直接直达患处，迅速缓解症状。乳管扩张器行乳管扩张，配合生理盐水冲洗及手法乳腺疏通对早期哺乳期乳腺炎的治疗应用，以证明其在快速无痛治疗、减少抗生素使用及避免母乳喂养中断等方面的优势。本例患者经砭石治疗联合 5/6 号乳管扩张器的使用后，因乳管堵塞导致的乳腺炎引起的疼痛得到有效缓解，使患者减少焦虑和症状，顺利行母乳喂养。

十、砭石治疗联合耳部皮内针治疗哺乳期乳汁不足的护理

母乳是婴儿最理想的天然食品，含有6个月内婴儿所需的所有营养物质及所需抗体，同时也促进了产妇身体康复与母婴间情感联系。但是，据临床报告显示，婴儿的母乳喂养率呈逐年下降趋势，其主要原因是产妇产后缺乳现象发生率高，发生率可达52.1%。乳汁分泌不足既影响产妇的健康，降低产妇生活质量，又妨碍婴儿的母乳喂养，在其治疗上，西医更加注重的是通过药物来增加奶量，中医治疗则强调"以通为用，以消为贵"，但中西医均认为应排空乳汁。经西医治疗后能够达到乳汁增加的效果，但会影响婴儿的喂养，一般需暂停哺乳。中医治疗方法多样，且优势在于无需中断哺乳，对身体伤害小，患者接受程度高。我院乳腺科运用砭石治疗联合皮内针治疗哺乳期乳汁不足，取得满意治疗效果，现将治疗及护理措施报告如下。

1. 临床资料

患者，女，30岁，主因"乳房疼痛，产后乳汁不足"于3月20日在我院乳腺科门诊接受治疗。患者诉入院前乳汁分泌不足，不能满足婴儿需要。同时，患者产后身体呈虚弱状态，乳汁供需不平衡。B超结果示：双乳哺乳期表现，左侧乳房小部分发红，乳房发育不良，腺体导管分泌不足。基于中医辨证诊断为乳痈（气血亏虚型）。建议给予该患者乳腺专科中医护理技术。

患者在乳腺科门诊乳腺手法治疗室接受砭石联合皮内针治疗，经周期治疗后，患者自诉乳汁分泌增加，且伴随症状的改善，患者情绪逐渐好转，疼痛减轻。

2. 护理

（1）护理评估

①乳房疼痛症状评估：采用视觉模拟评分（VAS）法评估患者疼痛的情况，采用 10 厘米长度尺量化评估患者的主观疼痛程度，两端分别为"0"分端和"10"分端，0 分代表无痛，10 分代表难以忍受的最剧烈疼痛，评分越高，代表疼痛程度越重。本例患者疼痛评分为 3 分，属于轻度疼痛。

②身体状况：望诊舌苔薄白，舌质暗红，触诊脉弦滑。患者主诉乏力、纳差、夜不能寐。患者饮食喜甜食，无抽烟、喝酒等不良生活习惯。初产妇，诉生产时困难。

③肿块大小评估：乳房肿块大小的评估标准：无肿块为 0 分，肿块最大横径 < 3cm 为 3 分，肿块最大横径范围在 3~6cm 为 6 分，肿块最大横径 > 6cm 为 9 分。经视诊，患者可见左乳乳汁小部分瘀积致肿块，经使用医用测量尺测量该肿块最长横径，数值为 3cm，故评分为 6 分。

④母乳喂养评估：母乳喂养方式分级评估标准：纯母乳喂养（仅母乳喂养）记 0 分，几乎纯母乳喂养（每周不到一瓶非母乳或其他液体）记 1 分，高母乳喂养（每天不到一瓶非母乳、其他液体或食物）记 2 分，部分母乳喂养（每天一瓶非母乳喂养）记 3 分，象征性母乳喂养（母乳喂养以安抚婴儿，营养贡献最小）记 4 分，瓶装喂养（不提供母乳）记 5 分。经评估及询问，患者处于象征性喂养（母乳喂养以安抚婴儿，营养贡献量最小）

阶段，故评分为4分。

（2）护理措施

1）常规护理

密切观察患者病情变化与情绪起伏。注重患者饮食及生活起居护理，嘱患者多饮水，以防止乳汁过于浓稠。确保大便通畅。平时多注意休息，保证充足睡眠。在结合周期治疗的同时适当增加哺乳频次，以促进乳汁的分泌。

2）中西医结合护理

中西医结合护理较单纯西医护理更注重饮食与情志护理。指导患者饮用白萝卜丝汤，以达到消肿止痛的目的。经辨证患者为实证，宜清淡饮食，避免饮用辛辣刺激食物、海鲜类食物、油腻羹汤类食物，如甜点、鱼虾、肥肉等。在治疗过程中多与患者进行沟通，传授正确哺乳方式，使其放松心情，减少紧张焦虑等不良情绪。日常生活中注意不要着凉，以防感冒。

3）中医特色护理

①中医辨病辨证分析：患者病变在乳房，中国医学认为，气血生化不足、肝气失衡、气溢闭塞、后天失养、气血不畅等均是造成产妇乳汁不足的重要因素。此外，乳头属肝经、乳房属胃经，乳汁来自脾胃化生之水谷精微，与气血同源，经乳脉输送，乳头泌出。故乳汁的分泌同脾胃、肝气及阴血等具有密切的关系。因此，中医以辨证治疗为根本原则，虚则补之、盛则疏之，进行对因施治，辨证治疗。

②砭石治疗：是指将砭石作用于乳房部位及周围穴位操作区，配合感、压、滚、擦、刺、划、叩、刮、扭、旋、振、拔、温、凉等手法，可治疗乳房部多种疾病，如哺乳期积乳、乳腺炎、乳腺增生、乳痛症等。砭石疗法对多种病症具有良好的治

疗及保健作用且具用独特的运用优势，可用来治疗产后少乳症。

具体操作方法为：患者取仰卧位，嘱患者放松，保证乳腺手法治疗室温湿度适宜，首先用75%酒精棉签清洁乳头，去除乳头表面奶渍，然后点捏、提拉乳头以刺激泌乳反射促进乳络自身动力，在乳房上均匀涂抹润滑剂，将温热砭石作用在大椎穴、肩井穴区域，通过感、压、滚、擦、刺、划、振、刮等操作先达到刺激乳房的作用；再按摩乳根、膻中穴位，对其穴位进行感、压、振、旋、刮；最后在期门、库房、屋翳穴位上进行扭、旋、振、拔，点按刺激乳房周边穴位，以促进经络畅通，从而使乳汁分泌量增加。操作过程中注意观察患者乳房的整体状态，如乳头有无皲裂，乳房有无红肿。单侧乳房治疗时间不可超过20分钟，每个穴位按压2分钟，手法按摩操作切忌操之过急，应力度适当、循序渐进，避免造成不必要的损伤，增加患者对治疗的恐惧。

③皮内针治疗：又称埋针技术，据研究表明可治疗产后乳汁分泌不足的症状，具体操作方法为：用75%酒精消毒擦拭耳部，用平头镊子取皮内针贴敷于乳腺、内分泌、丘脑、神经系统皮质下、肝、胃、情绪点穴位上，用指腹按压使皮内针垂直嵌入皮下，以患者自觉轻微刺痛为度，切勿用力揉搓。完成操作后，要及时询问患者感受，观察操作部位皮肤，有无出血、红肿、不适等情况，皮内针治疗宜每周2次，5次为一个疗程。

④乳房按摩：指导患者哺乳前用40~50℃热毛巾热敷乳房5~10分钟，再进行乳房按摩。先从乳房周边慢慢按摩至乳头，再轻轻挤压乳头，用示指和拇指捻揪乳头数次，让乳头及乳晕周边变得松软以利乳汁流出，再将拇指和示指放乳头根部2~3cm处进行挤压，每日按摩1~2次，每次15~20分钟，按摩

结束后可用温水清洗乳头及乳房。

（3）效果观察

经治疗后患者乳汁产量增加，乳房局部发红部位消失，VAS 评分降至 1 分。经评估后患者可纯母乳喂养婴儿，患者诉乳汁分泌较前增加，观察其情绪明显好转，见表 3-10-1。

表 3-10-1　效果评价

量化评估项目	治疗第 1 天	治疗第 5 天	治疗第 10 天
VAS	3 分	2 分	1 分
肿块大小	6 分	1 分	1 分
喂养方式	4 分	2 分	0 分

母乳喂养有助于提高婴儿的免疫能力，降低孩子在儿童期肥胖和婴儿猝死综合征的发生风险，还可以减少过敏性疾病的发生。因此在婴幼儿出生 1 小时后即可实施母乳喂养，确保后续母乳喂养能够顺利进行。刘颖等通过临床对照实验发现砭石疗法配合中药治疗急性乳腺炎瘀乳期临床效果良好，方便易行，值得推广应用。霍艳丹等七步砭石通乳法治疗产后乳少是疗效显著的中医外治手法，无严重不良反应，值得临床应用推广。

皮内针疗法源自《黄帝内经》，又称"埋针法"，是皮部理论和腧穴理论相结合的具体运用。皮内针刺激穴位，可刺激神经末梢产生兴奋，通过神经节段的传导作用而到达中枢神经系统，从而激活神经调控；其针尖留置于皮下组织可引发超敏反应，引起免疫应答，从而激活免疫调控。皮内针具有起效迅速、安全、无痛、无毒副作用、操作简单等特点，可用于各类痛证和慢性疾病的临床治疗。皮内针是一种特殊针具，将这种针具浅刺腧穴皮肤下并留置一定时间可以起到治疗疾病的目的。中国古代就有皮内针的使用，随着现代生活节奏的加快，皮内针因其方便、有效等独特优势受到愈来愈多的关注，特别是日本等国家对其工艺的改进和使用推广等有了极大发展。

哺乳期乳汁分泌不足可通过砭石联合皮内针的治疗方法来增加乳汁的产量。砭石治疗可改善乳房局部微红的状态，通过砭石按摩相应的穴位，可刺激乳房腺体，使乳汁分泌增加。皮内针治疗可改善乳房发育不良及腺体导管分泌不足的情况。两种治疗方法在作用上相辅相成，相互协同，可使产妇重拾哺乳信心，确保母婴健康。

十一、耳部穴位皮内针技术治疗哺乳期乳汁过多患者的护理

产后乳多是指产后乳汁分泌量过多，远远超过婴儿所需。原因一是营养过剩，乳汁生产太多；二是产妇自身泌乳能力旺盛。产后乳多如不及时排出，则会发生妒乳。妒乳是产后患者乳汁正常排出受障，乳汁郁积留滞于乳腺导管内，致乳房结块、疼痛的一种疾病，是哺乳期妇女的多发病。它与乳腺炎的形成有密切关系，甚者乳汁分泌速度快且量多，双乳很快胀满，单次单乳奶量过多，需借助吸奶器或人工排奶挤出多余的乳汁。一旦未能及时排出，极易积乳、感染、发炎，如得不到及时治疗易发展为脓肿期，此时将对哺乳期乳汁过多的女性身心造成极大影响。对于乳汁过多患者除嘱合理饮食、调整食谱外，耳穴治疗亦有助于减少奶量。本文回顾1例哺乳期乳汁过多患者的临床资料，总结皮内针对减少乳汁的效果及护理措施，现报告如下。

1. 临床资料

患者，女，30岁，主因"乳汁过多2月余"于6月4日于本院门诊治疗，患者刻下症为：乳汁过多，双乳胀满，双乳疼痛。患者既往体健，5月至今反复乳腺炎，每次哺乳完仍可挤出剩余乳汁100~150ml。无过敏史，纳可，眠差，二便调，舌质淡，苔白，脉滑。查体：双乳饱满，于双乳外侧可触及条索状包块，压痛，乳汁较多，局部皮肤无红肿、破溃。患者要求减少乳汁。

患者乳房胀满，遵医嘱给予患者耳穴皮内针治疗及健康宣教，治疗前患者乳房疼痛视觉模拟评分量表（VAS）评分为6分，根据患者自身每日疼痛感进行评估，经过14天治疗，疼痛评分由6分降为2分，效果显著。治疗前患者每次哺乳完可挤出剩余乳汁100~150ml，经过7天的治疗每次哺乳完可挤出剩余乳汁量100~120ml，14天后每次哺乳完可挤出剩余乳汁量80~100ml。治疗前患者双侧乳房外侧可触及条索状包块，治疗第14天，触诊双侧乳房松软，无明显包块。

2. 护理

（1）护理评估

根据产妇产后母乳喂养情况判断其乳汁分泌效果。乳量多：母乳分泌量可满足婴儿每日所需外仍有剩余；乳量适中：乳汁分泌量仅能满足婴儿每日所需；乳量少：乳汁分泌量无法满足婴儿每日所需。经评估，该患者为乳量多情况。

（2）护理措施

给予患者耳部穴位皮内针治疗。

取穴：乳腺、脑垂体、脾、膈、肾上腺、情绪点、内分泌、肝穴。

取穴依据：乳腺为相应部位取穴，对乳汁量有双向调节作用，脑垂体调节泌乳素量，盈者可减。与脾、膈、肾上腺三穴相配有收缩乳腺导管的作用；情绪点有调节情绪，调整乳汁分泌的作用。

皮内针操作方法：施术前进行用物准备，包括治疗盘、皮内针、探棒、平头镊子、75% 乙醇、无菌棉签。根据病症选取治疗部位。患者体位准备坐位、俯卧位、仰卧位或根据实际情况，选择患者舒适，施术者便于操作的治疗体位。操作环境要求整洁，室内温、湿度适宜。

用 75% 乙醇局部皮肤常规消毒，用平头镊子取皮内针贴敷于所选穴位，用指腹按压垂直揿入皮下，以患者自觉轻微刺痛为度，切勿用力揉搓。注意观察留针局部皮肤情况，有无出血、红肿等。询问患者有无不适情况，若患者感觉局部刺痛，应将针取出重埋。

取针时揭开两对侧胶布，然后捏住两侧胶布，垂直于皮肤将针取出，用消毒干棉签按压针孔局部。

皮内针治疗间隔与疗程：每周治疗 2 次，5 次为 1 个疗程。也可根据患者病情及皮肤情况，酌情延长治疗时间。

注意事项：如果对金属过敏及时告知医护人员，不宜留针。严格遵循无菌操作原则，针刺部位及针具均应消毒。留针不会产生明显的疼痛感，留针期间如果感觉持续疼痛，告知医护人员进行调整。留针时间夏季 1~2 天，其他季节留针 2~3 天。留针期间每日自行按压 3~4 次，每次每穴 30 秒，以有酸胀感为宜。留针期间保持局部皮肤干爽。

（3）健康宣教

对患者施行耳部穴位皮内针治疗后，应配合进行健康宣教。本科健康宣教内容包括饮食护理、哺乳指导及心理护理。

①饮食护理：指导患者宜饮食清淡，勿食肥甘厚味之品及辛辣刺激的食物，少喝或不喝土鸡、章鱼、鲫鱼、猪蹄等补益气血且有下乳功效的荤腥汤水。

②哺乳指导：教会患者正确哺乳，让患者保证每次有足够的哺乳时间。教会患者哺乳方法，取坐位或侧卧位，婴儿母婴肌肤贴近后，婴儿面朝乳头，腹部贴着母亲腹部，头身直线。母亲拇指在上，四指托住乳房，手呈 C 字形将乳房托起，另一手托住婴儿臀部，婴儿的胸紧贴母亲胸。开始喂奶前先主动用乳头接触婴儿的嘴唇，诱发婴儿觅乳，当婴儿张大口时将乳头及乳晕全部送入婴儿的口中，可协助乳窦的自我挤压，促进乳汁排出。一侧乳房吸空后方可换至另一侧。若未吸空，产妇需将多余乳汁挤出，预防乳汁变质。每次喂养时间不超过 20 分钟。学会评估哺乳后是否需要排空乳房。吸吮乳头时，乳头传入感觉信号，经传入神经纤维抵达下丘脑，通过抑制下丘脑多巴胺及其他催乳激素抑制因子，使垂体泌乳素呈脉冲式释放，促进乳汁分泌，故应指导患者逐渐延长下次哺乳间隔时间，减少泌乳反射。

③心理护理：产妇泌乳是机体气血、脏腑等相互作用而产生的结果，乳汁由于脾胃水谷精微化生而来，津液血乳同源。护理人员要高度关注产妇的心理压力，鼓励、安慰，及时有效排解产妇的心理问题，使其积极配合治疗。产妇泌乳过多而血气耗损，加之频繁的吸吮且在哺乳过程中反复遭遇乳汁瘀积、急性乳腺炎等问题，造成情绪不稳定，甚至焦虑、急躁易怒。

保证产妇有充足的睡眠有利于产后体能的恢复，改善产妇的全身状态。这时在治疗乳汁过多的同时，还要配合对妈妈的日常生活方式的指导，以尽可能减少乳房疾病的发生次数，帮助妈妈身心康复。哺乳过程中，产妇应保持心情愉悦、放松的心态，产妇可以通过向家人、朋友等倾诉，说出自己的焦虑，获得心理支持，提高对母乳喂养的信心。

3. 讨论

妒乳，始见于《肘后备急方》："乳汁不得泄，内结名妒乳。"《诸病源候论》亦云："此由新产后，儿未能饮之，及饮不泄，或断儿乳，捻其乳汁不尽，皆令乳汁蓄积，与气血相搏，即壮热大渴引饮，牵强掣痛，手不得近是也。初觉便以手助捻去其汁，并令旁人助嗍引之。"

产后乳汁过多如不及时管理会导致急性乳腺炎，长时间或者程度剧烈的疼痛会使产妇身心疲惫，出现焦虑、抑郁和睡眠障碍等不良反应，产妇应配合护理人员进行操作，坚定母乳喂养的信心。另外，要使产妇保持心情舒畅。在临床中，落实"以患者为中心"的理念，提升服务质量，展现良好中医专科门诊治疗前景，让中医药与中医绿色调护技术更好地服务于患者。耳穴贴压联合皮内针治疗通过刺激耳部穴位疏通经络能有效地减少乳汁。使患者建立哺乳信心，确保母婴健康，值得临床推广。

十二、蛋黄油结合健康宣教对哺乳期乳头皲裂患者的护理

乳头皲裂常见于初产妇哺乳期，发病原因与产妇乳头大小、

形状、婴儿吸吮方法和不正确的喂养姿势有关，是困扰产妇母乳喂养的主要因素。乳头皲裂使产妇在喂养期间疼痛难忍，婴儿吮吸乳头行为又加重疼痛，严重时并发感染和乳腺炎，影响患者正常生活，甚至会导致产妇放弃母乳喂养。乳头皲裂重在防治，除了良好优质的护理，近年来研究发现中医外治法在其治疗中呈现明显优势和良好效果。另外，外涂蛋黄油也可示效果，因为蛋黄中的卵磷脂和胆固醇是构成和修补组织细胞的重要物质。用蛋黄油治疗乳头皲裂，增进局部营养，促进细胞再生，能有效保护乳头，使裂口迅速痊愈。同时，为治疗乳头皲裂、保障母乳喂养顺利，为产妇于产后时期制定有效的护理措施也很有意义。本文采用外涂蛋黄油处理乳头皲裂结合健康宣教的护理方式进行照护，旨在为产妇喂养期间提供最佳的护理保障。

1. 病例资料

患者，女，29岁，主因"两侧乳头剧烈疼痛5天"于1月4日入住我院进行治疗。患者生产8天，为初产妇，主诉生产后第二天出现乳头疼痛表现，后症状逐渐加重致入院治疗。检查发现患者双侧乳头均有不同程度皲裂，乳头发育不良有内陷，无肿块，伴有发烧，最高达到39℃，乳头周围皮肤泛红有创口，无食欲。超声提示：双乳哺乳期炎症表现，回声正常。诊断：双侧乳头皲裂。建议该患者采用外涂蛋黄油处理乳头皲裂及结合健康宣教模式进行调节。

经过周期护理后，患者症状明显消退，皲裂处皮肤愈合。

2. 护理评估

（1）疼痛评估

采用视觉模拟评分（VAS）法评估患者疼痛，用 10 cm 长刻度尺量化评估患者的主观疼痛程度，两端分别为"0"分端和"10"分端，0 分表示无痛，10 分表示难以忍受的最剧烈的疼痛，评分越高，代表疼痛程度越重。本例患者疼痛评分为 6 分，属于中度疼痛。

（2）乳头皲裂面积

皲裂面积大小：0 级（0 分）：无皲裂；1 级（6 分）：皲裂最大直径＜ 3cm；2 级（12 分）：皲裂最大直径 3~6cm；3 级（18 分）：皲裂最大直径＞ 6cm。治疗前患者皲裂面积最大可达 5cm，评为 3 级（18 分）。

3. 护理措施

（1）外涂蛋黄油处理乳头皲裂

古传民间可以用外涂蛋黄油治疗烧伤表面的皮肤和发生溃疡面的皮肤，有助于皮肤愈合。蛋黄油制作过程：取 4~5 个鸡蛋煮熟后将蛋黄搅碎，使用微波炉进行加热数分钟，加热期间保证蛋黄不断搅拌，保证全部受热，待蛋黄有泡沫不断溢出并且伴有焦香味时，加热结束，将蛋黄在微波炉中取出，可见呈现蜂窝状，将热好的蛋黄放入盆中在明火上进行火炒熬，直至有炒出油脂。1 个鸡蛋可以熬制 3ml 左右的蛋黄油。蛋膜提取法：将取过鸡蛋黄的蛋壳，轻轻剥开，尽量保持鸡蛋壳内膜完整。

每次喂奶后经上述处理后外涂鸡蛋黄油，蛋膜覆盖，直至下次喂奶时清洗乳头，一直重复此操作，一般 3~5 天，即可痊愈。

（2）健康宣教

实施外涂蛋黄油处理乳头皲裂护理后，有效的健康宣教对患者也是必要的。我科实施的健康宣教包括心理健康教育、健康知识宣传讲座、乳房健康知识护理、营养指导。

①心理健康教育：由于患者是初产妇，没有喂养经验，患病后情绪不佳，各种社会、家庭及个人的因素会产生焦虑、精神紧张等心理状态，影响患者身心健康和正常哺乳。护理人员及时进行沟通和讲解，告知患者如何进行常规乳头护理，耐心疏导患者不良情绪，经过专业的治疗和护理，建立患者治疗信心。帮助产妇放松心情，指导其掌握相关母乳各种喂养的技巧和注意事项，消除患者的焦虑心理。

②健康知识宣传讲座：患者作为初产妇，喂养知识匮乏。我院专业护理人员对患者及家属进行详细的健康知识讲座，积极引导患者进行实践，教会喂养姿势、喂养时间以及注意事项，采用容易理解的表述方式进行讲解。尤其是针对皲裂处的皮肤如何清洁、保养、涂抹蛋黄油等，加以清晰的讲解，使患者和家属对母乳喂养有更加清晰的认知，喂养期间的注意事项有更深刻的认识，减少喂养期间的不当行为，增加患者治疗的信心。

③产妇乳房的健康知识护理：指导患者注意保护乳房，对乳头每天进行清洗，注意水温和力度，使用柔和细软的毛巾进行擦拭，保持周围清洁干爽。注意哺乳期内衣的选择，尤其注意化纤类材质的内衣，容易由白色线状物质沾染皮肤，不易洗掉，长时间会影响乳房正常分泌乳汁，对乳头带来刺激感，对婴儿吸乳时也会带来不便。在第一次进行母乳喂养时，要对乳头进行清洁，并且用温热毛巾对乳头进行热敷，将周围血管打开，有利于婴儿吸吮，前期准备工作做好后可以进行喂养。若

产妇乳头有凹陷要先进行挤捏，也可借助吸奶器对乳头进行复位，保证婴儿可以将乳头含住吸吮。隔离产妇多次进行母乳，每次婴儿吸吮后也可将乳汁残留液吸出，有利于下次进行哺乳，也可以降低乳腺炎的发生率。

④营养指导：哺乳期产妇需保证足够的营养摄入，每餐饮食中均有适量的荤类物质，可以促进乳汁的分泌，但也要掌握荤食的摄入量，保证荤素搭配，做好配比，既能补充营养也能保持健康饮食。考虑到患者在生产时有出血症状，及时补充动物内脏和富含铁物质的食物以补充血液，荤食可以以红肉和动物内脏为主，蔬菜以绿叶菜为主，同时每天摄入一定量的水果，保障有足够能量的补充，低脂牛奶、鸡蛋等高蛋白的食物要保证每天摄入。待乳头皲裂创口有好转后可让产妇增加食量，由蔬菜汤逐渐改至肉汤类。

4. 护理效果评价

治疗后 5 天，患者体温降至 36.6℃，VAS 评分降至 1 分；乳头皲裂基本已恢复，最大直径 < 3cm，评分为 6 分。患者出院后持续使用蛋黄油外涂疗法，配合熟练掌握的健康宣教知识，乳头皲裂预后良好，诉焦虑症状明显缓解。

5. 讨论

由于产妇、婴儿、乳头本身等各方面因素，产妇乳头皲裂的发生率越来越高。发生乳头皲裂后，一方面，由于乳头含有丰富的血管神经，婴儿吸吮时会导致乳头剧烈疼痛，部分产妇为避免疼痛及乳头皲裂的反复发生而选择回乳，从而降低母乳喂养率，对产妇及婴儿均不利。

产妇哺乳期是身体恢复的最关键时期，本病例是初产妇，没有相关喂养经验，出现临床症后情绪比较低落。科学合理地采用护理与防治措施，能够使产妇疼痛感得以缓解，使产妇能够顺利进行哺乳喂养。使用蛋黄油的原理在于它具有生肌润燥作用，能够润滑肌肤，加速创面进行愈合，古传民间可以用其治疗烧伤表面的皮肤和发生溃疡面的皮肤。本研究显示，对本病例实施蛋黄油结合健康宣教的护理模式，能够减轻患者疼痛程度，加快皲裂处皮肤愈合，提高母乳喂养率，同时缓解患者焦虑状态。究其原因主要是患者涂抹蛋黄油含有高蛋白营养物质，涂抹于患处可以有利于吸收，将蛋黄膜包裹于表面，加速吸收可以促进创面愈合。在使用鸡蛋黄油蛋膜时，仍然要把基础健康指导和护理放在第一位。让产妇正确哺乳，保障婴儿能够将乳头完整含住，控制每次吸吮时间，并改善产妇营养状况，控制感染，鸡蛋黄油蛋膜对创面的愈合才会起积极作用。结合营养健康宣教疗法，可以使患者及家属对喂养知识有更深一步的了解，出院后也可以根据健康宣教内容进行喂养，避免出现不当喂养姿势和行为，及时改正不当饮食和习惯，以最佳姿势进行喂养，有助于产妇恢复。聂向红等通过对50例哺乳期产妇进行临床对照实验得出结论：在一般乳头皲裂护理的基础上，创面上涂蛋黄油对愈合有很大的帮助，而且还减轻了产妇的痛苦，从而使产妇能很好地配合治疗和护理，坚持母乳喂养，使母乳喂养成功率达到100%。

综上所述，在发病早期及时有针对性地进行治疗和护理对乳头皲裂患者是很有必要的，既可以减轻产妇哺乳期的痛苦，也可以及时使伤口愈合，健康宣教则为避免皲裂再次发生。治疗措施具有积极意义，可进一步推广使用。

第四章

乳腺增生病概述

乳腺增生是以乳房出现肿块，且肿块和疼痛与月经周期相关为主要表现的一种病证，乳痛和肿块与月经周期及情志变化密切相关。属中医"乳癖"范畴。

乳癖是乳腺组织的既非炎症也非肿瘤的良性增生性疾病。其特点是单侧或双侧乳房发生单个或多个大小不等的肿块，压痛或胀痛，肿块形态不一，边界清楚，推之移动。本病好发于25~45岁的中青年妇女，其发病率约占乳房疾病的75%，是临床上最常见的乳房疾病。根据研究资料发现，本病有一定的癌变倾向，尤其是有乳腺癌家族史的患者更应引起重视。

一、历史沿革

关于乳癖的文献记载，首现于《中藏经》，曰："治小儿乳癖，胸腹高喘急吐乳汁。"但文中提及的"乳癖"非同西医学所说的乳腺增生症，而是指小儿食奶过多所致的喘急吐乳之病。吴谦《医宗金鉴·外科心法要诀》云："癖者，癖也，内结于隐僻，外不可见也"。巢元方《诸病源候论·癖候》曰："癖者，谓癖侧在于两胁之间，有时而痛是也"，解释了乳癖病名的由来。宋代《圣济总录》曰："妇人以冲任为本，若失于调理，冲任不和，或风邪所客，则气壅不散，结聚乳间，或硬或肿，疼痛有核"，指出本病病因病机。明代《外科正宗》曰："忧郁伤肝思虑伤脾，积想在心，所愿不得志者，致经络痞涩，聚结成核"，指出乳癖的发病原因。清代《疡科心得集》曰："乳中结核，形如丸卵，不疼痛，不发寒热，皮色不变，其核随喜怒而消长，此名乳癖"，指出乳癖特点。近代《外科真铨》曰："乳癣，乳房结核坚硬，始如钱大，渐大如桃如卵，皮色如常，遇寒作痛，总由形寒饮冷，加以气郁痰饮，流入胃络，积聚不散所致，年少气盛患一二载者……可消散，若年老气衰，患经数载不治，宜节饮食，息恼怒，庶免乳岩之变"，指出乳癣的预后情况。

二、病因病机

1 　**肝郁气滞**　由于情志不遂久郁伤肝，或受到精神刺激，急躁恼怒，可导致肝郁气结，气血不畅，蕴结于乳络，肝气郁结日久则化热，热灼津液为痰，或肝病犯脾，脾失健运，酿痰生浊，气滞痰凝血瘀，即可形成乳房肿块；乳络经脉阻塞不通，则引起乳房疼痛。

2 　**冲任失调**　冲任二脉起于胞宫，冲任之气血，上行为乳，下行为月水。冲任失调，则气血瘀滞，积聚于乳房、胞宫，导致乳房肿块疼痛，或月经失调。

　　乳房为阳明经脉之所过，乳头为厥阴之气所贯。足阳明胃经过乳房，足厥阴肝经至乳下，足太阴脾经行乳外，本病病位在乳房，与胃、肝、脾三经及任冲二脉密切相关。病机特点为气滞痰凝、冲任失调。病理性质为本虚标实，其中冲任失调为本病发病之本，肝气郁结、痰凝血瘀为发病之标。乳癣患者通过积极配合治疗，大多数预后良好，较短时间即可痊愈，部分患者不经治疗，通过适当调护，即可自愈，少部分患者预后较差，可能发展为乳岩。

三、诊断与鉴别诊断

（一）诊断依据

1. 中医诊断标准

（1）乳房有不同程度的胀痛、刺痛或隐痛，可放射至腋下、肩背部，可与月经、情绪变化有相关性；一侧或双侧乳房发生单个或多个大小不等、形态多样的肿块，肿块可分散于整个乳房，与四周组织界限不清，与皮肤或深部组织不粘连，推之可动，有触痛，可随情绪及月经周期的变化而消长，部分患者可有溢液或瘙痒。

（2）影像学检查：乳腺钼靶 X 线检查，显示病变呈现棉花团或毛玻璃状、边缘模糊不清的密度增高影，或见条索样结缔组织穿越其间。

（3）超声检查：双侧或单侧乳腺体积增大，但边界光滑完整；内部质地及结构紊乱，回声分布不均，呈粗大光点或光斑。

（4）病理学可明确诊断。

2. 西医诊断标准

（1）乳房胀痛：特点是疼痛与月经周期有关。往往在月经前（月经来潮前 7 天左右）疼痛加重，月经来潮后减轻或消失，但病程较长者以上规律可消失。

（2）乳房肿物：一侧或两侧乳腺有弥漫性增厚，呈颗粒状、结节状或片状，增厚区与周围乳腺组织分界不明显，质地韧，有弹性，可活动，以外上象限为多，可伴有触痛。少数患者可有乳头溢液，为无色或黄色。腋窝无肿大淋巴结。

（3）辅助检查：乳腺彩超、钼靶摄片、细针穿刺细胞学检查、切除或切取活检均有助于诊断。

（二）鉴别诊断

乳腺纤维腺瘤

肿块多为单侧单发，亦有多发者，呈圆形或卵圆形，边界清楚，活动度大，质地一般较韧，与月经周期无明显关系，无乳腺胀痛及触痛。发病年龄多 ≤ 30 岁，以 20~25 岁最多见。超声多表现为边界清晰、形态规则的低回声肿物，有时可有小分叶存在。乳腺 X 线检查常显示形态规则、边界清晰的等或略高密度肿物影及特有的环形透明晕。乳腺超声及 X 线检查乳腺影像学报告与数据系统（BI-RADS）分类多为 2~3 类。

乳腺癌

肿块多为单侧单发，多为无痛性肿物，肿块可呈圆形、卵圆形或不规则形，质地较硬，活动度差，表面高低不平，边界不整齐，常与皮肤粘连，具有侵袭性。患侧淋巴结可肿大，后期溃破呈菜花样。肿块与月经周期及情绪变化无关，生长迅速，好发于中老年女性。乳腺超声检查显示肿块多数形态不规则或呈分叶状，边缘呈毛刺状，蟹足样，包膜不清晰或无包膜，内部回声多不均匀，低回声或呈混合型回声或病变区呈弥漫性高回声。乳腺 X 线检查常表现为肿块影、细小钙化点、异常血管影及毛刺等恶性征象。乳腺超声及 X 线检查（BI-RADS）分类多为 4C 或 5 类。

四、证候分型

1. 肝郁痰凝

多见于青壮年妇女，乳房肿块，质韧不坚，胀痛或刺痛，随喜怒消长，伴有胸闷胁胀，善郁易怒，失眠多梦，心烦口苦。苔薄黄，脉弦滑。

2. 冲任失调

多见于中年妇女，乳房肿块月经前加重，经后缓减，乳房疼痛较轻，伴有腰酸乏力，神疲倦怠，月经失调，量少色淡，或闭经。舌淡，苔白，脉沉细。

五、临床表现

发病年龄多在 25~45 岁。城市妇女的发病率高于农村妇女。社会经济地位高或受教育程度高、月经初潮年龄早、低孕产状况、初次怀孕年龄大、未哺乳和绝经迟的妇女为本病的高发人群。

乳房疼痛以胀痛为主，可有刺痛或牵拉痛。疼痛常在月经前加剧，经后疼痛减轻，或疼痛随情绪波动而变化，痛甚者不可触碰，行走或活动时仍感疼痛。乳痛主要以乳房肿块处为甚，常涉及胸胁部或肩背部。有些患者还可伴有乳头疼痛和作痒，乳痛严重者影响工作或生活。

乳房肿块可发生于单侧或双侧，大多位于乳房的外上象限，也可见于其他象限。肿块的质地中等或硬韧，表面光滑或呈颗粒状，活动度好，大多伴有压痛。肿块的大小不一，直径一般为 1~2cm，大者可超过 3cm。肿块的形态常可分为以下数种类型。①片块型：肿块呈厚薄不等的片块状、圆盘状或长圆形，数目不一，质地中等或有韧性，边界清，活动度良好。②结节型：肿块呈扁平或串珠状结节，形态不规则，边界欠清，质地中等或偏硬，活动度好。亦可见肿块呈米粒或砂粒样结节。③混合型：有结节、条索、片块、砂粒样等多种形态肿块混合存在者。④弥漫型：肿块分布超过乳房 3 个象限以上者。

乳房肿块可于经前期增大变硬，经后稍见缩小变软。个别患者可伴有乳头溢液，呈白色或黄绿色，或呈浆液状。乳房疼痛和乳房肿块可同时出现，也可先后出现，或以乳痛为主，或以乳房肿块为主。患者常伴有月经失调、心烦易怒等症状。

六、实验室及辅助检查

乳房钼靶 X 线摄片、超声波检查及红外线热图像有助于诊断和鉴别诊断。对于肿块较硬或较大者，可考虑组织病理学检查。

七、治疗

止痛与消块是治疗本病之要点。根据具体情况进行辨证论治。对于长期服药而肿块不消反而增大且质地较硬、边缘不清、疑有恶变者，建议应手术切除。

1. 辨证论治

（1）肝郁痰凝

①证候表现：多见于青壮年妇女，乳房肿块，质韧不坚，胀痛或刺痛，随喜怒消长，伴有胸闷胁胀、善郁易怒、失眠多梦、心烦口苦。苔薄黄，脉弦滑。

②证候分析：郁怒、思虑等可致气滞痰凝瘀血，结聚于乳房，而形成肿块；经脉阻塞不通，不通则痛，并随喜怒消长；气机郁滞不通，则引起胸闷胁胀，善郁易怒；郁久化火，上扰于心，则失眠多梦，心烦口苦；苔薄黄，脉弦滑，为气滞化热痰凝之象。

③治法：疏肝解郁，化痰散结。

④方药：逍遥蒌贝散加减。常用药物为柴胡、当归、白芍、茯苓、白术、瓜蒌、贝母、半夏、南星、生牡蛎、山慈菇等。

（2）冲任失调

①证候表现：多见于中年妇女，乳房肿块月经前加重，经后缓减，乳房疼痛较轻，伴有腰酸乏力、神疲倦怠、月经失调、量少色淡，或闭经。舌淡，苔白，脉沉细。

②证候分析：冲任失调，气血瘀滞，积聚于乳房、胞宫，或阳虚痰湿内结，经脉阻塞，而形成乳房结块，疼痛；中年女性，肝肾亏虚，经脉失养，故见乳房肿块，月经前加重，经后缓减；腰酸乏力，月经不调，神疲倦怠，为冲任失调、肾虚所致；月经量少色淡，或闭经，舌淡，苔白，脉沉细，为气血不足之象。

③治法：调摄冲任。

④方药：二仙汤合四物汤加减。常用药物为仙茅、淫羊藿、

巴戟天、当归、黄柏、知母、川芎、芍药、熟地黄等。

2. 外治法

虽然中医内治法治疗本病疗效明显，但由于服药周期较长，患者依从性受到一定的影响，所以迫切需要一种方法能补中医内治法的不足。中医外治法具有治疗药物距离病位较近，有效成分易达病所的治疗特点。因此，中医外治法则应运而生。

（1）贴敷疗法

①散结止痛膏

操作方法：一侧乳房一贴，贴于乳房最痛处。揭去隔黏照纸，贴于患处。

②药物乳罩：由川乌、商陆、大黄、王不留行、樟脑等组成。选择与患者胸围合适的特殊乳罩，将药袋插入与病变部位相应的夹层内，务必使佩戴乳罩时药袋能紧贴乳房患处。每次月经前15天开始用药，7~10天换药袋1次，经期停用，1~3个月经周期为1疗程。

③穴位贴敷：采用磁贴，取穴：膻中、乳根、期门及乳房局部阿是穴，以上穴位各敷一贴，1次/天，1个月为1个疗程，治疗2~3个疗程。

④中药外敷：可用金黄散适量研细，用凡士林少许调匀，外敷于患处，2日换药1次，连续2~4周，可活血通络，消肿散结。亦可用香附饼外敷：香附子120g，陈醋、酒各适量。香附子研末，陈醋、酒的量以拌湿为度，捣烂后制成饼蒸热，外敷患处。药饼干燥后，可加酒、醋复蒸，每贴药可用5日。

⑤耳穴贴压法：王不留行籽或磁珠。功用：通络止痛，安神助眠。方法：清洁耳部皮肤预贴部位，探寻耳部较强反应点，

用胶布将王不留行籽或磁珠贴于反应点。留穴按摩，每日 3~4 次，每次按摩 1~2 分钟。每 3~4 天更换一次，治疗 14 天为一个疗程。取穴区：内分泌、乳腺、肝、皮质下、卵巢等。

（2）针刺疗法

①体针：常用的穴位有乳根、肝俞、丰隆、行间、足三里、肾俞、关元、三阴交、血海、阿是穴等以及乳房肿块周围围刺。

②皮内针：常用的穴位有屋翳穴，皮内针由内向外平刺入皮下，以患者活动两臂无胸部疼痛为宜，用胶布固定，留针 2~3 天。留针期间每日按压 2~3 次。

③穴位注射：局部皮肤常规消毒后，斜刺肝俞、膈俞，可少许提插捻转，回抽无回血后，即可将丹参注射液 2ml 推入，隔日治疗 1 次，10 次为 1 疗程。

④穴位埋线：随证取穴（足三里、三阴交、肾俞、肝俞、胃俞、太冲、丰隆、乳根）。埋线时间：卵泡期（经期第 5~8 天），每月 1 次，3 个月为 1 个疗程。

（3）理疗

①微波理疗：由五灵脂、三棱、莪术、三七等组成酊剂外用。功用：活血通络、消癖散结。用于治疗乳腺增生合并囊肿者。方法：用酊剂浸湿棉垫敷于乳房，借助微波照射，将中药离子透入增生部位，每日 1 次，每次 15 分钟，10 次为 1 疗程。

②神灯理疗：适用于痰瘀互结、冲任失调证，通过特定电磁波的谐振作用，改善微循环，促进囊肿吸收、结块消散。每次 30 分钟，每日 1 次，10 天为 1 疗程。

③三才配穴理疗：运用乳腺治疗仪，根据中医辨证，选用穴位组合，对乳腺进行局部治疗，10 天 1 疗程，治疗 3~5 个疗程。

（4）其他疗法

①塞鼻疗法：用公丁香为主的中药研末塞鼻，药物可随呼吸进入所属经脉，起到疏肝、健脾、温肾、调和冲任之功。

②推拿疗法：常用的穴位有内关、公孙、三阴交、阴陵泉、足三里、膻中、乳根、手三里、背俞穴、太溪、阿是穴等穴位，用揉法、点法、按法、提拿法、按揉法、振腹法等手法治疗。

③中药离子导入：柴胡、当归、红花各20g，黄药子5g，丹参30g，煎熬成汤剂，将纱布浸泡后，置于患处，使用离子导入，每次20分钟，每周3次，12次为1个疗程。该法具有养血活血、化瘀通络之效。

④灸法：取乳中、足三里，肝火盛者加太冲，气血双亏加气海，肝肾阴亏加太溪。灸至胸内发热或下肢有热、酸、胀感为佳。

⑤中医特色锻炼：如打太极拳、八段锦等，每日1次，每次20分钟，可改善不良心理状态，疏通气血。

3. 手术

乳腺增生病的手术治疗的方法有多种，如乳腺肿块切除、乳腺象限切除、乳腺腺体全切除即刻硅胶囊假体胸大肌后植入乳房整复术、乳腺神经及部分血管离断术等。虽然手术治疗乳腺增生病具有一定效果，但是对于乳腺增生病这一乳腺良性疾病，盲目的手术治疗可能造成医疗过度和医疗浪费，也不能从根本上解决病因问题，术后常可复发。乳腺增生病手术治疗的目的是，去除长时间保守治疗无效的局限性增生病灶，减轻疼痛，排除乳腺癌的发生。当出现以下情况时，建议患者接受手术治疗。

（1）乳腺增生病变局限在单侧乳房的某一象限，特别是在乳房的外上象限；肿块体积较大、质地较硬，经保守治疗效果不明显者。

（2）年龄35岁以上，具有母系乳癌家族史，且乳房肿块呈结节状，经各种治疗未见明显缩小者。

（3）原有的增生性乳房肿块在短时间内迅速增大者。

（4）原有的乳腺增生病在观察、治疗过程中，近期症状及体征有所加重，钼靶X线摄片等影像学检查及针吸细胞学检查结果与前次相比，病变有进展，提示有恶变可能者。

（5）绝经后的老年妇女新近出现乳腺增生表现，如乳房疼痛、腺体增厚等。

（6）乳腺增生病患者经针吸细胞学检查或活检证实乳腺上皮细胞增生活跃，甚至开始有异形性改变者，应做增生肿块切除术或乳腺单纯切除术。

八、辨证施护

1. 辨证要点

辨虚实：患者如伴有腰酸乏力，神疲倦怠，月经失调，量少色淡或闭经，舌苔白，脉沉细者，为虚证；患者单侧或双侧出现乳房肿块，疼痛与情志及月经周期关系密切，如伴有胸闷胁胀，善郁易怒，失眠多梦，心烦口苦，苔薄黄，脉弦数者，为实证。

2. 护治原则

止痛与消块是治疗本病之要点。疏肝活血、消滞散结以治标，调摄冲任以治本，经前治标，经后治本。根据具体情况进行辨证论治。对于长期服药而肿块不消反而增长，且质地较硬，边缘不清，疑有恶变者，应手术切除。

3. 主要护理问题

（1）疼痛　与气血阻塞于乳络，不通则痛有关。

（2）肿块　与气滞痰凝瘀血结聚于乳房有关。

（3）焦虑 / 恐惧　与乳房肿块性质不明，担心治疗效果及预后有关。

4. 护理措施

（1）病情观察

①观察患者的乳房疼痛情况，包括疼痛的性质、疼痛的程度、疼痛发生的时间、疼痛发生与情绪的关系等。

②观察患者的乳房肿块情况，包括肿块发于单侧还是双侧、范围大小、质地、表面是否光滑、是否与周围组织分界不清、活动度、是否有压痛，以及肿块的增大速度等。

③观察患者是否伴有月经不调、乳房溢液等症状。

（2）生活起居护理

①保持病室空气新鲜，温湿度适宜，经常开窗通风。

②病室安静整洁，避免烦杂噪声，减少对患者的不良刺激。

③生活起居有规律，保证足够的睡眠。

④劳逸结合，适当进行体育锻炼，以使气血条达，脏腑气机通畅。

⑤避免触碰乳房肿块，可用宽松的乳罩托起乳房，以减轻疼痛。

⑥乳头溢液者应及时清洁乳头，勤换内衣，定期沐浴，以保持局部皮肤洁净干燥。

⑦辨证起居：冲任失调伴气血亏虚不足者，病室宜阳光充足，嘱患者随气温变化增减衣被，注意休息，避免劳累伤正。

（3）饮食护理

①饮食宜清淡、低脂肪、低蛋白、易消化，多吃绿色蔬菜、水果。忌食咖啡、可可、巧克力等含黄嘌呤的食物及雌激素、催乳素含量较高的食物，忌肥甘厚味、辛辣刺激之品。

②辨证施食：肝郁痰凝者，可用佛手 3~5g 泡水代茶饮，或用干玫瑰花瓣 6~10g 泡水代茶饮，亦可经常含服金橘饼（或九制陈皮）；冲任失调者，可常食豆制品、海带、鱼类、乌鸡、黑豆、首乌等，气血不足者可食大枣、瘦肉、牛奶等。

（4）情志护理

本病与情志关系密切，情志抑郁不畅则会加重病情，不利于康复，因此应耐心向患者讲解疾病相关的知识，鼓励患者保持心情舒畅，避免精神过度紧张，使肝气条达。护士可通过与患者聊天、给患者听舒缓的音乐等方法使其放松心情，消除患者的焦虑和抑郁，改善患者的精神状态，及时帮助患者疏导不良情绪。

（5）用药护理

①本病疗程较长，要督促患者按时服药。

②活血化瘀药物在月经期间暂停服用，经后可继续服用。

③用外敷药时需注意有无皮肤过敏，若有过敏应及时停药。

④观察患者服药后乳房肿块的变化情况。

⑤辨证施药：冲任失调气血亏虚者，中药汤剂宜早晚温热服。

九、健康教育

1. 强化疾病知识的宣教

（1）乳腺正常生理变化相关知识教育

医护人员在健康教育中担当着重要的角色，向患者介绍乳腺是内分泌的靶器官，同子宫一样，受卵巢的生理活动影响。在雌激素和孕激素的作用下发生着周期性变化，而且与月经周期改变相关，尤其在分泌期（即月经前 5~7 天开始到月经来潮止）的乳腺小叶因腺管末端分支增多和腺管的伸展而扩大，乳腺体积增大，可有轻度胀痛或压痛感，月经后疼痛症状减轻或消失。通过介绍让患者懂得月经前乳房轻度的胀痛一般属于正常的生理变化，使其解除经前期的紧张焦虑状态，正确面对，保持良好的心态，这样才有利于调节卵巢内分泌的相对平衡状态。

（2）乳腺增生发病率持续增高的相关原因

乳腺增生是指乳腺组织导管和乳腺小叶在结构上的退行性病变及进行性结缔组织的生长，其发病原因主要由于内分泌激素失调。目前，乳腺增生的发病率一直呈现上升趋势，出现了明显的年轻化，乳腺增生患者主要以中青年女性为主。其原因主要有四个：①不健康的生活方式：长期熬夜、不育、人工流产、抑制哺乳等造成内分泌紊乱，影响了乳腺的正常周期性生理活动，从而产生乳腺疾病。②心理压力增大：随着生活节奏和工作压力的增强，许多女性经常性焦虑、抑郁，心理压力大又长期无法宣泄，使得肝经出现瘀堵，身体内环境产生了不良改变，影响了乳腺的健康。③不健康的饮食习惯：随着生活水平的提高，过量食用肥腻厚重和寒凉食品，对体内肌体造成损伤，降低免疫力，使乳腺增生发病率增高。④非理性用药：激素类保健品、避孕药等药物的长期服用，导致身体内分泌失调。此外，佩戴过紧的胸罩，使得乳房淋巴和血液循环长时间受到压迫，造成乳房不适。观其原因可知，乳腺增生主要是由不良的饮食、生活习惯以及情绪压力引发内分泌失调造成的。因此，在护理过程中通过健康教育引导乳腺增生患者改变其不良饮食生活习惯，缓解其心理压力，有利于改善患者的病情。

（3）婚育知识

乳房为哺乳器官，也为性器官。女性行性生活过程中，其乳房出现一定改变。若女性性生活较少，性生活不和谐，长时间抑郁、焦躁，没有生育过，初次生产年纪＞30岁，生产之后不喂奶等，均易导致乳腺增生现象，对乳腺增生女性日常生活质量形成负面干扰。

指导育龄夫妇尤其是年轻夫妇应加强避孕措施，不做或尽量少做人工流产。禁止滥用避孕药及含雌激素美容用品，由于长期口服激素类药物或保健品，使用含有雌激素的化妆品等，都可导致内分泌系统的紊乱，造成乳腺组织的不正常改变，使乳腺增生症的发病率增高。性生活规律，注重个人卫生习惯，告诉患者多次人工流产对妇女乳腺有潜在的危害。告知患者女性妊娠及哺乳期会产生孕激素，可保护修复乳腺组织。母乳喂养不仅利于婴儿的健康发育，而且在一定程度上可以大大减少乳腺增生病的发生概率。因为产后哺乳本是所有女性的一种正常的生理功能，对乳腺起到了保护性的作用，对乳房来说是一种正常的生理调节。因此，应该大力提倡母乳喂养，从而有效预防乳腺疾病的发生。

2. 定期乳腺检查

（1）进行乳房护理，定期自检

嘱咐患者保持乳房清洁卫生，定期用温水清洗乳房，注意乳房保健，佩戴大小合适、松紧适宜、透气、吸湿性好的棉织品胸罩以托起乳房。了解乳房疾病的发病征兆和防治措施，让患者学会自查乳腺的方法是提高自我防病意识及早期发现治疗信号的最直接和最方便的方法。护理工作人员需注意告知乳腺增生女性，乳腺自查最好在每次月经刚结束时进行，这个时期乳房位置充血不多，乳房相对较为柔软，若女性乳房存在肿块易于将其检出。

要告诉患者检查乳腺的正确方法，护理人员为患者介绍检查乳腺的步骤及方法，可由图文或视频等形式进行展示，将检查要点进行罗列，确保患者能够理解并熟练掌握。倡导患者定期检查乳腺，尽早发现，及时治疗。自我检查是重要的乳腺增生的检查方法，常见的方法：①视：站在镜子前双手下垂或双手叉腰，仔细观察双侧乳房是否大小对称，乳房皮肤有无红肿、皮疹、浅静脉怒张、皮肤皱褶、橘皮样改变，乳头是否有抬高、回缩、内陷、有无分泌物，乳晕颜色是否有改变等。②触：左手上举或叉腰，用右手检查左乳，以指腹轻压乳房，触摸是否有硬块，由乳头开始做环状顺时针方向检查，触摸时手掌要平伸，四指并拢，用示指、中指、无名指的末端指腹按顺序轻扪乳房的外上、外下、内下、内上区域，最后是乳房中间的乳头及乳晕区。落下手臂，用对侧手自腋窝下处伸往顶处，从上到下触摸，了解腋窝是否存在变肿变大的淋巴结。为了使女性全面掌握乳腺自检的技巧，需向她们解释每一个注意事项的意义。如注意触诊时使用轻、中、重三种不同力度可以捕捉到不同深度的乳房肿块；同时检查腋下和乳头乳晕是为了检查所有可能存在乳腺癌组织的部位等。只有如此才能使患者深入了解乳腺自检每一步的意义，从而在自检的过程中更加熟练和准确，使乳腺自检在早期发现乳腺疾病中发挥到最大的作用。进行乳腺增生的检查时不可用手指抓捏乳腺组织，否则会把抓捏到的乳腺组织误认为肿块。若触及乳房肿块，感觉乳房疼痛，发现乳头内陷、溢液等不良情况，需及时就诊做进一步的检查，避免耽误病情。

（2）定期医院检查，增强防癌知识

向患者介绍乳腺检查的必要性，鼓励患者定期来医院进行乳房检查，并建议40岁以下的妇女每年至少检查1次，40岁以上者每年至少检查2次，尤其对高危人群增加检查次数。告知患者定时检查乳腺的重要性，确认患者体检、复查的时间，对于有月经异常、乳腺疾病史的患者，要反复强调，引起患者的重视。近年来随着流行病学研究日趋深入，专家发现患有乳腺增生病的妇女比正常人群患乳腺癌的危险性明显增加。因此定期检查，积极"治未病"尤为重要。早防治、早发现、早治疗，增强受检者防病治病的主动性，减少乳腺疾病的发生。正确认识疾病，既不可轻视，又不可过分紧张，只有正确地看待疾病，积极治疗，定期检查，才能做好疾病的康复保健。

（3）重点人群筛查

建议对高危人群提前进行筛查（40岁前）。筛查手段除了应用一般人群常用的临床体检、B超、乳房X线检查之外，可以应用MRI等新的影像学手段。高危人群包括以下人群：月经初潮早（12 岁前来月经），停经较晚（55 岁以后绝经）；未育、未孕，第一胎生育年龄大于 35 周岁；虽生育但未哺乳，或哺乳时间短；家族有乳腺癌或卵巢癌病史；妇女停经后，接受雌激素替代疗法；中年以后尤其是绝经后，体重持续上升或肥胖；有乳腺不典型增生病史；精神抑郁，性格内向，工作压力大；嗜食肉类、煎蛋、黄油、奶酪、动物脂肪等高脂饮食；儿童时期曾接受过放射线治疗。

3. 心理护理

心理因素会对乳腺增生症治疗过程、效果等造成较大的影响，过度忧虑、悲观等情绪状态会造成内分泌紊乱与增生症状的加重。

患者在体检时发生乳腺增生后，机体会出现一系列应激反应，同时还会伴有不同程度的生理与心理改变。通常情况下，受疼痛等因素的影响，乳腺增生患者极易产生焦虑、害怕等不良心理，不利于病情的改善，改变不良情绪在预防和防治乳腺增生中有着举足轻重的作用。在体检中发现此类疾病患者后，除了要及时落实健康教育外，还需落实心理疏导工作，要将心理护理贯穿全程，合理运用语言技巧协助患者改善自身的不良情绪。真正站在患者的角度分析问题，掌握患者的实际需要，注意观察患者心理活动变化，加强与患者的交流、沟通，对于患者提出的问题，护理人员要保持耐心、认真的态度及时予以回答，及时纠正患者的错误认知，增强患者及其家属对医务人员的信任度，日常生活中探寻相应的方法进一步改善身心状态。全面了解患者意志、个性、认知等诸多方面，编制个体化临床护理方案。护理工作人员可依据专业知识和护理经验告知乳腺增生女性能够得到很好的治疗，提升他们对自身疾病的正确认知水平，帮助患者树立正确的治疗心态。

乳腺增生会对患者的形象、心理方面产生影响，部分乳腺增生患者会有一定疼痛感，而且还会对患者日常起居等产生影响，甚至会担心引起乳腺癌，进而出现恐慌不安或焦虑心理，在生活中压抑自己，难以获得高质量的生活。因此需要介绍预防和治疗乳腺增生的相关知识，针对病因加强心理健康教育。不良的心理因素会引起复杂的内分泌紊乱，过多的雌激素会刺激乳腺导管增生，过量的孕激素在雌激素作用的基础上促进乳腺小叶增生。相关护理人员要加强与患者的沟通和交流，应解除患者不良的心理刺激，体现人文关怀，充分与其沟通交流，向其讲解乳腺增生的相关知识，讲解其常用的治疗方法，同时对可能引发的并发症做一个简要说明，让患者做好心理准备，嘱咐患者各项注意事项。乳腺增生并不可怕，尽管发病率高，但它是良性的，有些有自愈倾向。正确的心理疗法及健康指导能解除乳腺增生患者的痛苦，刺激其大脑产生内源性脑啡肽，其结构类似天然吗啡，作用于疼痛部位，产生止痛效果从而减轻疼痛。

对于术后患者，给予心理健康指导。通过座谈会及患者互相交流，积极主动与患者沟通交流，耐心倾听患者诉说，对患者提出的问题进行明确、有效、积极的解释，建立良好的护患关系。根据不同患者存在的不同心理障碍及时进行指导，消除患者术后紧张、抑郁等情绪，疏导患者内心压力，提高患者承受力，减轻患者负面情绪。告知患者负性情绪如过度紧张、忧虑、悲伤，造成神经衰弱，容易导致内分泌紊乱和增生症状的加剧，应解除各种不良的心理刺激，保持精神愉快，避免情绪波动，鼓励患者保持良好的心态，即使遇到烦心的事，也要学会自我化解和自我安慰。还可以开展乳腺增生患者交流会，探讨相关健康知识，邀请同疾病康复良好的患者现身说教，讲解成功案例，鼓励患者间交流经验，积极面对现状，控制情绪，不要盲目地认为疾病已无治愈可能，纠正其错误观念，进而提高其治疗信心，使患者感受到自己处于一个群体内，减轻主观孤独感和不适感，缓解不良情绪。

对于乳腺增生患者，同时要提供心理支持。加强与患者家属及朋友的沟通，指导他们给予患者足够的关心、陪伴、支持，尽量满足患者生理、心理等方面提出的合理需求，主动分担他们的忧虑和痛苦，缓解心理压力，增强他们征服疾病的信念，积极、乐观地面对生活和治疗。提高素养，豁达开朗，保持良好的精神状态。心理承受差的人更应注意，少生气，保持情绪稳定，活泼开朗的心情有利于乳腺增生早日康复。

中医学历来重视形神统一，在心身医学兴盛的今天，发挥具有中医特色的心身治疗内容是与世界医学潮流同步接轨的需要。从中医的整体观出发，进行情志调治，以组织患者情绪生活为主要内容，中医学认为，人有七情，即喜、怒、忧、思、悲、恐、惊，其太过则为病。不正常的心理状态在患者中形成病理心理和病理生理之间的恶性循环，从而加大了情志为病的因，中医情志护理是目前常用的护理方法之一，主要是通过语言、行为等方式使精神创伤患者的心理状况得到改善，从而起到辅助治疗的效果。情志不畅是影响疾病发生、发展的重要机制之一。护士应该根据不同证候、体质、疼痛情况，为患者提供心理干预疗法，提供健康指导。健康教育联合中医情志干预可以有效缓解乳腺增生症患者的临床症状，消除抑郁及焦虑情绪，提高护理满意度。通过健康教育，可以帮助患者对疾病和自身有更深入的了解，知道该如何调整自身生活习惯，避免重复曾经导致疾病的不良生活习惯和生活环境，做到不回避、不惧怕，正确面对疾病，从而有效提高治疗的依从性和有效性。通过中医情志干预，使用"移情"的方式分散、转移患者的注意力，当患者出现不良情绪时，将患者的注意力转向学习中医和娱乐放松，从而帮助患者从不良情绪中解脱出来。在进行健康教育及中医护理干预的过程中，创造更多机会让护士和患者进行沟通，使得护士可以及时了解患者状况，制定有针对性的护理方案，从而有效提高护理满意度。

4. 合理饮食

指导患者正确的饮食习惯，保持营养搭配均衡。了解患者的饮食状况，例如是否长期高脂肪摄入、经常食用甜食等，均属于不良饮食习惯，会引起内分泌失调，乳腺增生发生和不良饮食有一定关联，故需要帮助患者调整饮食结构，遵循"低脂肪高纤维"的饮食原则，指导患者清淡饮食多样化，常食新鲜水果，如苹果、梨子、西红柿、葡萄等；常食新鲜蔬菜，如西兰花、卷心菜、芥菜、菠菜、黑木耳、蘑菇等；多食含纤维素丰富的食物和润肠食品，如茭白、竹笋、芹菜等。主食可选择糙米、杂粮，食物方面瘦肉、蘑菇、鱼蛋类、海带、紫菜、豆制品等都是不错的选择，应限制动物脂肪的摄入量，控制糖类的摄入量。应禁食生冷油腻、腥发、辛辣的食物，给予清淡、低脂肪、低蛋白、易消化饮食，多吃绿色蔬菜、水果，忌食咖啡、可可、巧克力等含黄嘌呤的食物及催乳素、雌激素含量较高之品。

有些女性摄入动物性脂肪和摄入的甜食过多，都会引起内分泌的失调，加大乳腺疾病风险性。有文献报道，膳食脂肪可使催乳素分泌增加，进而通过丘脑 – 垂体轴使雌激素分泌增加，导致雌激素、黄体酮水平和腺体结构都出现一定程度的紊乱，引发乳腺细胞出现过度繁殖现象。对于肥胖女性建议其适当节制饮食，减少脂肪的摄入量，增加碳水化合物的摄入量，做好规律饮食，每餐均匀搭配，控制体重增加，以减少乳腺癌的发生。

5. 运动疗法

护理工作人员可依据乳腺增生女性疾病情况、机体康复状况等，让乳腺增生女性接受扩胸运动锻炼、旋转运动锻炼等，一周锻炼至少 3 次，改善乳腺增生女性身体素质，提升乳腺增生女性机体免疫功能，加强乳腺增生女性抗病能力。对于肥胖患者应加强体育锻炼，控制体重，进行适当的有氧运动，如慢跑、骑自行车等。运动应循序渐进，持之以恒，运动量逐渐从小到大，正确分析运动与体力劳动的关系，应秉承着"循序渐进"的原则来安排锻炼，超负荷的恢复训练不仅不利于患者康复，反而会对患者的恢复造成负面影响。建议乳腺增生女性适宜运动，可打太极拳、做瑜伽、练气功等，运动量适当。使乳腺增生女性培养个人兴趣，可听轻缓歌曲、练琴、下棋、做画、练字等。还可以根据患者的身体条件与恢复情况，为患者制定运动计划，并对执行情况进行严格监督，保证患者充足的休息时间，提高患者的免疫力。

6. 用药护理

病情较轻的乳腺增生患者不需要服药，若病情较为严重，可以选择服用药物以减轻痛苦，但服药前应明确药物的服用方式及用药禁忌等，药物服用剂量及服用时间应遵照医嘱。药物使用的合理性直接影响着患者的治疗效果，但受疾病知识缺乏等因素的影响，一些患者在治疗过程中，往往会擅自增减药量或停药。对此护理人员在强化健康教育时，要重点为患者讲解遵医嘱用药的重要性，叮嘱患者要按时按量服药，并告知患者所用药物的作用和可能会出现的不良反应等，促使患者养成良好的用药习惯，促进治疗效果的提高。对那些惧怕药物的副作用而拒绝药物治疗的患者，耐心讲解用药知识及药物治疗的必要性，增加其对治疗的认识程度，直到患者愉快接受治疗为止。

在乳腺增生的治疗中一般都以疏肝理气、软坚、化瘀为治疗原则。而在消癖方中，郁金、柴胡、乌药疏肝理气，丹参、鸡血藤、赤芍化瘀，夏枯草清郁热化痰浊，牡蛎、浙贝母、玄参软坚散结，诸药合用起到了疏肝理气、软坚散结、活血化瘀通络的功效。中医学研究证实，在调节雌激素水平方面淫羊藿发挥着很大作用。另外，需要注意的是，中药汤剂宜温服，观察用药后的效果及其反应，本病疗程较长，要督促患者按时服药。活血化瘀药物在月经期间暂停服用，经后可继续服用。用外敷药时需注意有无皮肤过敏，若有过敏应及时停药。必要时遵医嘱给予镇静镇痛药物以缓解症状。

7. 优化健康教育形式

健康教育应以语言教育为主，文字教育为辅。文字教育包括发放宣传材、黑板报、推荐阅读相关书籍等。对于口头和书面难以接受者，必须配合动作示范，如自我检查等。同时，还有多种形式的健康教育，在候诊室等处建立健康教育橱窗，采用图文并茂、通俗易懂的形式进行宣传教育。对单位组织体检人员进行集体宣教，对个人体检者发放健康教育手册，并建议到乳腺专科诊治。

（1）建立个人健康档案

乳腺专科健康教育登记册中详细录入个人有关资料，为已确诊乳腺增生症的患者建立健康档案，医护人员掌握每位患者的具体情况，即制定个体化指导和治疗方案。并发乳腺结节者每隔半年应复查 1 次，必要时可进一步做乳腺彩超和钼靶照相等检查。及时与患者联系沟通，把相关医疗知识反馈给患者，并及时更新健康档案。

（2）健康教育个体化、长期化

健康教育效果涉及患者的文化程度、经济收入水平、乳腺疾病防治知识的普及程度和健康促进程度。有研究结果显示，文化程度高和对不坚持治疗可能带来的严重后果了解越多或病程越长的患者，治疗依从性较高。医护人员对患者提供充分有效的健康指导和教育也是影响乳腺增生症治疗依从性的重要因素，因此医护人员需要区别对待不同患者人群进行更有效的健康教育和长期的健康教育。

健康教育以本专科疾病的病因、发病机制以及预防措施等内容为主，并结合患者实际情况开展多元化教育的方法，力求使患者全面掌握其要点。主诊医师要经常主动地采取电话、书信、门诊随访等方式与患者交流沟通，对患者及时进行心理疏导，交待注意事项，提醒患者按时服药，注意乳腺自我监测的变化。鼓励患者每月回医院门诊复查。每季度在本门诊的健康教育中心安排乳腺病防治专题讲座 1 次，于开课前 3 天联系并给患者讲明本次上课的主要内容及目的，鼓励其尽量参加。给患者每次体检复查前后安排适当的交谈接待时间，进行面对面地交谈，了解并评估患者目前的心理活动状态，结合本次检查结果，反映现实。对情况欠佳者，帮助其寻找诱因并给予针对性心理疏导，并以目前一些术后良好状态保持者的实例教育稳定其治病信心，及时消除患者的消极情绪，使她们认识到个人情绪的控制与调节对病情影响的重要性。多数乳腺增生患者往往因病程长，治疗需长期坚持，易产生惰性，不能严格遵守医嘱，对治疗的不依从性普遍存在，尤其是门诊非手术患者更为严重，这些心理状态如不能及时改善，不利于乳腺增生病的控制，严重影响治疗效果。因此，医护人员需要改变患者思想观念，增加患者对乳腺增生知识的认知和理解，使其掌握基本知识和良好的生活方式，对疾病的康复十分重要。

个体教育与群体教育相结合，针对患者需要共同掌握的问题，将她们组织起来集中指导，个体教育是最主要的教育形式，根据患者文化程度、年龄和病程等个体差异因人施教。

（3）开启线上咨询护理服务

除了最常见的报刊、杂志、电视等传统意义上的宣传形式以外，多种形式的女性乳房保健教育手段亟待建立。护理工作人员可依据微信群、QQ群、电话等方式开启线上咨询护理服务。优化健康知识教育方式，开展院外的健康教育，让患者交流经验，在线为患者解答疾病疑惑，予以健康方式指导干预，并定期发送健康教育内容，以强化患者对疾病知识的掌握程度，确保患者在日常生活中能够正确防治此病。

设立咨询电话热线，方便医患沟通，建立双方互信机制，由本科室专业人员负责以电话方式进行专科保健咨询，及时了解患者的心理状态和需求，并随时解答患者提出的问题。针对选择电话随访的患者，护理人员可定期进行电话咨询，时间控制在 20~40 分钟，掌握患者病情变化。值得注意的是，在此过程中护理人员要及时解答患者或家属提出的护理问题，及时纠正他们的错误认知，避免家庭护理差错事件的发生，如有必要还可增加电话随访次数。健康教育可以改变患者对疾病的认知，在有效掌握身边卫生资源的基础上，不断强化自我护理能力，保持健康的生活习惯。叮嘱乳腺增生女性定时到医院接受复检，提升干预的针对性和有效性，促进患者恢复。

在患者出院 7 天后，由专门的护理人员进行电话回访，了解患者病情变化，实施实时指导，逐渐降低回访频率。做好出院指导有助于减少复发，及时发现和处理。宣教内容包括坚持按医嘱服药，定期体检和自检，遇到异常情况，应立即就诊。做到合理饮食，劳逸结合，保持乐观情绪，正确参加体育锻炼，以达到强身健体，提高身体抵抗力，从而有效降低复发率。

微信平台不但可以承载文字、图片等形式的信息知识，还可以通过语音、视频、动画等丰富多彩的形式进行宣传教育，在医学健康教育和延续性护理中具有广阔的应用前景。利用微信平台，对初诊乳腺增生症女性进行健康教育，是平时乳腺专科门诊接诊工作的有效补充和延续，使得乳腺增生症女性在第一时间获得科学、客观、权威、全面的保健知识，提高了乳房健康知识知晓率，并且尽可能早地防范不良心理的产生，既提高了乳腺增生女性乳房健康知识知晓水平，又改善了乳腺增生相关负性情绪，如焦虑和抑郁等。同时，开展健康教育工作也有助于节约医疗资源，这在很大程度上提高了随访工作的简便性，微信平台形式的健康教育降低了乳腺增生症女性短期内因乳腺增生症问题再次就诊的次数，告知患者有任何问题可通过微信的方式询问，会及时回复，定期线上了解患者近期的饮食、运动等情况，提醒患者复诊。患者及其家属也易接受微信方式的回访，有利于及时解决患者家庭护理中存在的一些问题，在减少或规避并发症及二次入院方面发挥着积极的意义。

（4）手术前后健康教育

术前综合评估患者对自身疾病、手术方法的认知度及文化水平、心理状况等，结合评估结果，制定个体性健康教育策略，如采用"一对一"健康讲解、开展健康讲座、发放相关资料、播放相关视频/音频资料等方式，并耐心解答患者提出的问题，教会患者术后自我护理方法，确保患者相关健康知识水平有效提升。

（5）健康教育的效果评价

通过开展健康教育，在患者出院前由护士长对患者或家属掌握指导内容做了结果评价，分为掌握、部分掌握、不掌握，使患者均达到掌握或部分掌握。通过健康教育使患者不仅得到良好的治疗和护理，纠正了患者不良生活方式和习惯，提高了自我保护能力和健康知识水平，树立了良好的行为规范，达到了良好的护理效果；同时也体现了护士的价值，增进了护患关系，患者的满意大大提升。另外需要注意的是，无论何种方式的健康教育，都应考虑到接受对象的基本情况，应针对不同人群如年龄、文化程度、职业等，选择切实可行的健康教育方式。

第五章
乳腺增生病
中医护理技术

第一节
乳腺中药膏摩技术

乳腺中药膏摩技术是运用中药非口服的方法，在人体体表涂上中药膏剂，再施以按摩手法，通过刺激经络、穴位、皮肤、黏膜、肌肉、筋骨等以达到防病治病的目的，使手法和药物相得益彰，从而提高治疗效果的一种技术。

一、适用范围

情志不畅，肝气郁结所致的乳腺增生，表现为乳房疼痛或伴有肿块。人群为青春期到绝经期的任何年龄，以35~45岁为主。

二、评估

1. 患者的病情、主要症状及临床表现。
2. 患者中药膏摩部位的皮肤情况。
3. 患者的心理状况。

三、告知

1 取合理体位，配合操作。

2 乳腺中药膏摩的作用、简单的操作方法及局部感觉，取得患者合作。

3 治疗过程如感觉不适应及时告诉操作者。

四、物品准备

治疗盘、护理垫、治疗碗、纱布、毛巾、敷药板、中药粉、石膏、温水、手消毒液，必要时备屏风（图5-1-1）。

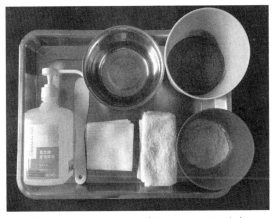

图 5-1-1 乳腺中药膏摩技术——用物准备

229

五、基本操作方法

1. 用物准备齐全，携用物至床旁，关闭门窗。

2. 核对床号、姓名、年龄。

3. 取合理体位，暴露膏摩部位，用温毛巾清洁患者局部皮肤，注意保暖。

4. 调制药膜：取中药粉 170g，温水 300ml，倒入治疗碗，调成糊状。

5. 取穴

（1）膻中穴：位于前正中线上，平第四肋间隙；或两乳头连线与前正中线的交点处。

（2）膺窗穴：位于胸部，第三肋间隙，乳头直上，前正中线旁开 4 寸。

（3）乳中穴：位于胸部，第四肋间隙，乳头中央。

（4）乳根穴：位于胸部，第五肋间隙，乳头直下，前正中线旁开 4 寸。

（5）期门穴：位于胸部，第六肋间隙，乳头直下，前正中线旁开 4 寸。

6. 穴位按摩：取膻中穴、膺窗穴、乳中穴、乳根穴、期门穴。将药膜均匀涂抹在相应穴位上，在患者双侧乳房及腋下平铺纱布，用中指及示指以点按的手法进行按摩，按摩时间约 1 分钟。

7. 敷药：药膜调制软硬适中，用敷药板均匀敷在双侧乳房及腋下。

8. 调制石膏：取石膏 50g，温水 70ml，倒入治疗碗，调成糊状。

9. 敷石膏：将调成糊状的石膏敷于药膜上，石膏需覆盖包裹住药膜。与患者保持交流，放松其心情以提高治疗效果（图 5-1-2）。

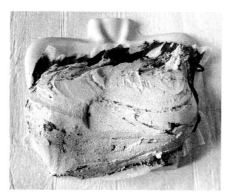

图 5-1-2 乳腺中药膏摩技术

10. 敷药时间：20 分钟。

11. 治疗过程中，密切观察患者的反应及局部皮肤情况，询问患者有无不适。

11. 取药膜：治疗结束，取下药膜及石膏，用温毛巾擦拭局部皮肤。

12. 整理用物，协助患者取舒适卧位。

13. 洗手，记录治疗单和操作观察表。

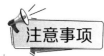

注意事项

1. 中药过敏者禁用。

2. 儿童、孕妇、经期妇女、皮肤破溃者禁用。

3. 外敷药禁止内服。

附：乳腺中药膏摩技术操作流程图

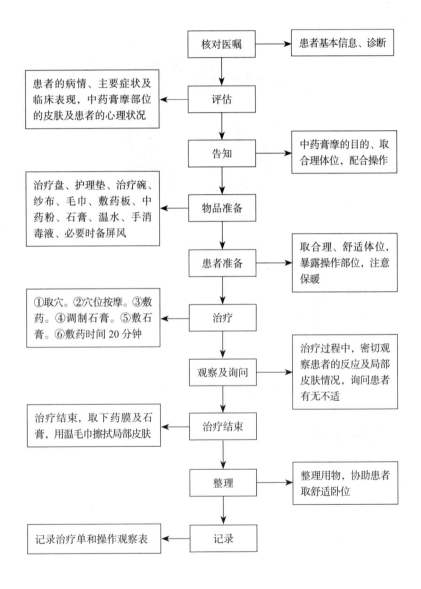

核对医嘱 → 患者基本信息、诊断

患者的病情、主要症状及临床表现，中药膏摩部位的皮肤及患者的心理状况 ← 评估

告知 → 中药膏摩的目的、取合理体位，配合操作

治疗盘、护理垫、治疗碗、纱布、毛巾、敷药板、中药粉、石膏、温水、手消毒液、必要时备屏风 ← 物品准备

患者准备 → 取合理、舒适体位，暴露操作部位，注意保暖

①取穴。②穴位按摩。③敷药。④调制石膏。⑤敷石膏。⑥敷药时间20分钟 ← 治疗

观察及询问 → 治疗过程中，密切观察患者的反应及局部皮肤情况，询问患者有无不适

治疗结束，取下药膜及石膏，用温毛巾擦拭局部皮肤 ← 治疗结束

整理 → 整理用物，协助患者取舒适卧位

记录治疗单和操作观察表 ← 记录

第二节
悬灸技术

悬灸技术是采用点燃的艾条悬于选定的穴位或病痛部位之上，通过艾的温热和药物力的作用刺激穴位或病痛部位，达到温经散寒、抚阳固脱、消瘀散结、防治疾病的一种操作方法，属于艾灸技术范畴。

一、适用范围

适用于情志不畅、肝气郁结所致的乳腺增生引起的乳房疼痛或伴有肿块的症状。

二、评估

1. 病室环境及温度。

2. 主要症状、现病史、既往史、过敏史、是否对烟雾的刺激及艾绒气味过敏。

3. 有无出血病史或出血倾向，哮喘病史或艾绒过敏史。

4. 对热、气味的耐受程度。

5. 施灸部位皮肤情况。

三、告知

1 施灸过程中出现头昏、眼花、恶心、颜面苍白、心慌出汗等不适现象，及时告知操作者。

2 个别患者在治疗过程中艾灸部位可能出现水疱。

3 灸后注意保暖，饮食宜清淡。

四、用物准备

治疗盘、弯盘、纱布、艾条、打火机、酒精灯、广口瓶、手消毒液，必要时准备屏风（图 5-2-1）。

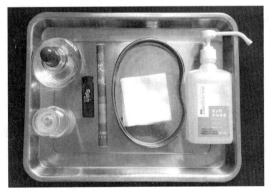

图 5-2-1　悬灸技术——用物准备

五、基本操作方法

1. 核对医嘱，床旁评估患者，并做好解释工作，取得患者的合作。

2. 洗手，携用物至床旁，再次核对用物。

3. 协助患者取合理、舒适体位。

4. 根据医嘱确定施灸部位，充分暴露施灸部位。

5. 注意保护患者隐私及保暖。

6. 常用悬灸方法

（1）温和灸：将点燃的艾条对准施灸部位，距离皮肤2~3cm，使患者局部有温热感为宜，每处灸10~15分钟，至皮肤出现红晕为度（图5-2-2）。

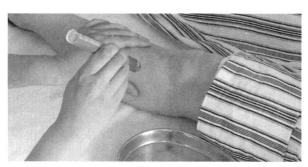

图 5-2-2　悬灸技术——温和灸

（2）雀啄灸：将点燃的艾条对准施灸部位上方 2~3cm，一上一下进行施灸，如此反复，每穴灸 10~15 分钟，至皮肤出现红晕为度。

（3）回旋灸：将点燃的艾条悬于施灸部位上方约 3cm 处，反复旋转移动范围约 3cm，每处灸 10~15 分钟，至皮肤出现红晕为度。

7. 及时将艾灰弹入弯盘，或取掉残留的艾炷，防止灼伤皮肤。

8. 施灸过程中，及时观察患者病情变化，询问患者有无不适，及时调节艾灸距离，防止烫伤患者。

8. 施灸结束，立即将艾条插入广口瓶，熄灭艾火。

9. 用纱布清洁局部皮肤，协助患者整理衣物，整理床单位，健康宣教，清理用物，酌情通风，洗手。

10. 记录：记录治疗单和操作观察表。

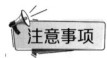

注意事项

1. 大血管处，孕妇腹部和腰骶部，皮肤感染、溃疡、瘢痕处，有出血倾向者不宜施灸，空腹或餐后1小时左右不宜施灸。

2. 一般情况下，施灸顺序自上而下，先头身，后四肢。

3. 施灸时防止艾灰脱落烧伤皮肤或衣物。

4. 注意观察皮肤情况，对糖尿病、肢体麻木及感觉迟钝的患者，尤其应注意防止烫伤。

5. 如局部有小水疱，无需处理，自行吸收；水疱较大，可用无菌注射器抽吸疱液，用无菌纱布覆盖。

附：悬灸技术操作流程图

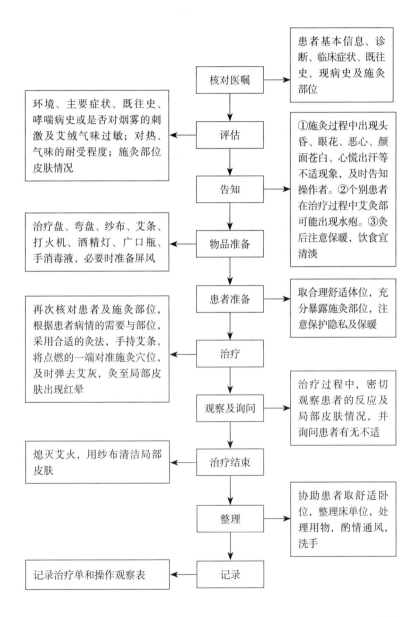

核对医嘱	患者基本信息、诊断、临床症状、既往史、现病史及施灸部位
评估	环境、主要症状、既往史、哮喘病史或是否对烟雾的刺激及艾绒气味过敏；对热、气味的耐受程度；施灸部位皮肤情况
告知	①施灸过程中出现头昏、眼花、恶心、颜面苍白、心慌出汗等不适现象，及时告知操作者。②个别患者在治疗过程中艾灸部可能出现水疱。③灸后注意保暖，饮食宜清淡
物品准备	治疗盘、弯盘、纱布、艾条、打火机、酒精灯、广口瓶、手消毒液，必要时准备屏风
患者准备	取合理舒适体位，充分暴露施灸部位，注意保护隐私及保暖
治疗	再次核对患者及施灸部位，根据患者病情的需要与部位，采用合适的灸法，手持艾条，将点燃的一端对准施灸穴位，及时弹去艾灰，灸至局部皮肤出现红晕
观察及询问	治疗过程中，密切观察患者的反应及局部皮肤情况，并询问患者有无不适
治疗结束	熄灭艾火，用纱布清洁局部皮肤
整理	协助患者取舒适卧位，整理床单位，处理用物，酌情通风，洗手
记录	记录治疗单和操作观察表

237

第三节
隔物灸技术

隔物灸也称间接灸、间隔灸，是利用药物等材料将艾炷和穴位皮肤间隔开，借间隔物的药力和艾炷的特性发挥协同作用，达到治疗虚寒性疾病的一种操作方法，属于艾灸技术范畴。

一、适用范围

适用于情志不畅、肝气郁结所致的乳腺增生引起的乳房疼痛或伴有肿块的症状。

二、评估

1. 病室环境及温度。

2. 主要症状、现病史、既往史、过敏史、是否对烟雾的刺激及艾绒气味过敏。

3. 有无出血病史或出血倾向，哮喘病史或艾绒过敏史。

4. 对热、气味的耐受程度。

5. 施灸部位皮肤情况。

三、告知

1 施灸过程中出现头昏、眼花、恶心、颜面苍白、心慌出汗等不适现象，及时告知操作者。

2 施灸后如出现轻微咽喉干燥、大便秘结、失眠等现象，无需特殊处理。

3 个别患者在治疗过程中艾灸部位可能出现水疱。

4 灸后注意保暖，饮食宜清淡。

四、用物准备

治疗盘、艾炷、间隔物（蒜片、姜片、盐）、针、小勺、纱布、打火机、镊子、香、弯盘2个、水、手消毒液，必要时备屏风（图5-3-1）。

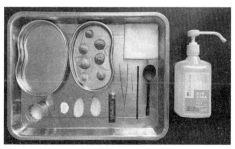

图 5-3-1 隔物灸技术——用物准备

五、基本操作方法

1. 核对医嘱,床旁评估患者,并做好解释工作,取得患者的合作。

2. 洗手,携用物至床旁,再次核对用物。

3. 协助患者取合理、舒适体位。

4. 根据医嘱确定施灸部位,充分暴露施灸部位。

5. 注意保护患者隐私及保暖。

6. 常用悬灸方法

1. 隔姜灸:将直径 2~3cm,厚 0.2~0.3cm 的姜片,在其上用针点刺小孔若干,放在施灸的部位,将艾炷放置在姜片上,从顶端点燃艾炷,待燃尽时接续一个艾炷,一般灸 5~10 壮(图 5-3-2)。

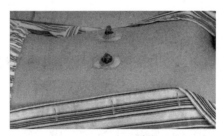

图 5-3-2 隔姜灸

2. 隔蒜灸:用厚度 0.2~0.3cm 的蒜片,在其上用针点刺小孔若干,将艾炷放置在蒜片上,从顶端点燃艾炷,待燃尽时接续一个艾炷,一般灸 5~7 壮(图 5-3-3)。

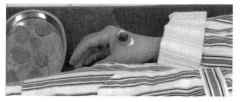

图 5-3-3　隔蒜灸

3.隔盐灸：用于神阙穴灸，用干燥的食盐填平肚脐，上放艾炷，从顶端点燃艾炷，待燃尽时接续一个艾炷，一般灸 3~9 壮（图 5-3-4）。

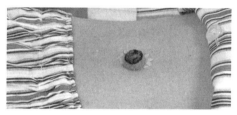

5-3-4　隔盐灸

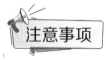

1. 大血管处，孕妇腹部和腰骶部，皮肤感染，有出血倾向者不宜施灸。

2. 一般情况下，施灸顺序自上而下，先头身，后四肢。

3. 防止艾灰脱落烫伤皮肤或衣物。

4. 注意皮肤情况，对糖尿病、肢体感觉障碍患者，需谨慎控制施灸强度，防止烫伤。

5. 施灸后，局部出现小水疱，无需处理，自行吸收。如水疱较大，可用无菌注射器抽出疱液，并以无菌纱布覆盖。

附：隔物灸技术操作流程图

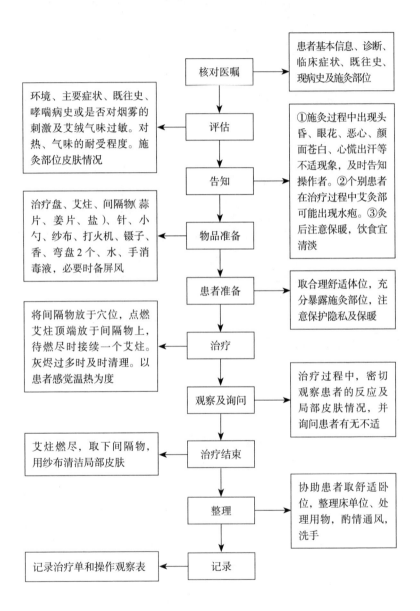

核对医嘱 → 患者基本信息、诊断、临床症状、既往史、现病史及施灸部位

环境、主要症状、既往史、哮喘病史或是否对烟雾的刺激及艾绒气味过敏。对热、气味的耐受程度。施灸部位皮肤情况 ← 评估

告知 → ①施灸过程中出现头昏、眼花、恶心、颜面苍白、心慌出汗等不适现象，及时告知操作者。②个别患者在治疗过程中艾灸部可能出现水疱。③灸后注意保暖，饮食宜清淡

治疗盘、艾炷、间隔物(蒜片、姜片、盐)、针、小勺、纱布、打火机、镊子、香、弯盘2个、水、手消毒液，必要时备屏风 ← 物品准备

患者准备 → 取合理舒适体位，充分暴露施灸部位，注意保护隐私及保暖

将间隔物放于穴位，点燃艾炷顶端放于间隔物上，待燃尽时接续一个艾炷。灰烬过多时及时清理。以患者感觉温热为度 ← 治疗

观察及询问 → 治疗过程中，密切观察患者的反应及局部皮肤情况，并询问患者有无不适

艾炷燃尽，取下间隔物，用纱布清洁局部皮肤 ← 治疗结束

整理 → 协助患者取舒适卧位，整理床单位、处理用物，酌情通风，洗手

记录治疗单和操作观察表 ← 记录

第六章
乳腺增生病中医
护理实践案例

一、中药膏摩联合艾灸治疗肝郁痰凝型乳腺增生患者的护理

乳腺增生疾病是乳腺组织既非炎症也非肿瘤的良性增生性疾病。本病好发于 25~45 岁的中青年妇女，其发病率占乳房疾病的 75%，是临床上最常见的乳房疾病，具有一定的癌变率，为 10%~20%。与健康妇女相比，乳腺增生患者发生乳腺癌的危险性概率高 1.4~2.5 倍。乳腺增生的主要临床特点有乳房胀痛、乳房肿块、乳头溢液，属中医"乳癖"的范畴。本病多因肝气不舒、冲任失调致使乳房气滞血瘀、痰瘀凝结而成。西医对乳腺增生的治疗尚无特效疗法，临床治疗多以激素及外科手术为主，但绝大多数患者并无手术指征，激素抑制剂类药物治疗虽具有一定的疗效，但是不良反应严重、远期效果不佳。乳腺增生病是中医治疗的优势病种，近年来中医药疗法治疗乳腺增生症的疗效得到越来越多的医生及患者的肯定。我科采用中药膏摩外敷联合艾灸足三里缓解乳腺增生症状疗效显著，具体报道如下。

1. 病例资料

患者，女，27 岁，未婚。主因"双侧乳房胀痛伴有肿块 3 月余"来我科就诊。患者入院时症状：双侧乳房持续胀痛刺痛，尤其经前 1 周情绪烦躁时症状加重，平素工作压力较大，月经周期不准，心烦易怒，食欲差，眠浅易醒，二便正常。舌红，苔薄黄，脉弦。西医诊断：乳腺增生病。中医诊断：乳癖，肝郁痰凝证。专科查体：双侧乳晕无异常，皮肤无红肿，

乳头偶尔会有淡黄色溢液。双乳房外侧象限可触及多个大小不等、厚薄不均、软硬不一的片状肿块，压痛（++），活动度可，与皮肤无粘连，双侧腋窝淋巴结未触及。乳腺彩超提示：双乳腺体结构紊乱，双乳外上可探及多个低回声区，最大者约0.62cm×0.31cm×0.50cm。患者来我科中医特色护理门诊行中药膏摩及艾灸治疗。

2. 护理

（1）护理评估

①疼痛症状评估：采用陈旭在外消乳癖膏贴敷治疗乳腺增生病的临床研究中疼痛分级标准，将患者乳腺疼痛分为5级。0级：无触痛，无自发痛。1级：轻度触压痛，无自发痛。2级：自发性疼痛，经前期出现，呈阵发性，中等程度压痛，不影响生活。3级：发痛，呈持续性，明显触痛，略影响生活。4级：持续性自发痛，牵掣到腋窝、肩背，压痛明显，检查时有不自觉避让动作，影响生活。患者持续疼痛3月余，触碰时疼痛明显加重，导致心情烦躁，生活质量下降，属于疼痛的第3级。

②焦虑自评量表评估：采用焦虑自评量表（Self-Rating Anxiety Scale，SAS）：患者焦虑状况的测评采用由Zung教授在1971年编制的焦虑自评量表（SAS）。焦虑自评量表（SAS）采用4级评分制，20个项目的得分相加即为总分，总分乘以1.25取整后得到标准分。焦虑自评量表（SAS）标准分<50分为无焦虑，50~59分为轻度焦虑，60~69分为中度焦虑，70分以上为重度焦虑。患者就诊时因乳腺增生的不适有不良焦虑情绪，有强烈的自卑、害怕和恐惧等心理状态，经过焦虑自评量表评分为68分，属于中度焦虑。

（2）护理诊断

①急性疼痛：与患者内分泌功能紊乱有关。

②焦虑：与缺乏对乳腺增生的认知有关。

（3）护理措施

①中医特色护理：乳腺中药膏摩技术是使用中药运用非口服的方法，通过刺激经络、穴位、皮肤、黏膜、肌肉、筋骨等以达到防病治病的目的。分别取：檀香30g、香附15g、紫苏叶15g、吴茱萸30g、白芷20g、丹参20g、陈皮30g、丁香20g，上药研成粉末。操作步骤如下：将调制好的软硬适宜的中药放在膻中、乳中、乳根、期门4个穴位上，覆盖纱布用中指及示指以按揉的手法进行按摩，手法轻重适度，按摩约1分钟以局部微红为宜；将软硬适中的药膜敷于胸部，厚度0.5~1cm。同时与患者保持交流，放松其心情以提高治疗效果；将石膏放入治疗碗内，用温水调成糊状，石膏需覆盖包裹住药膜，厚度0.2~0.3cm，石膏可以塑型保温，收敛促进药物吸收，生石灰遇水放热也起到加热作用；用特定电磁波治疗器照射20分钟。自月经干净2天后开始用药，2天/1次，直至下次月经来潮，避开月经期。1个月经周期为1疗程，连续治疗3个月经周期，3个疗程后做彩超检查。经期停止治疗。

同时给予患者足三里穴位的艾灸，将艾柱插入盒内艾灸针上，呈竖立状态，用打火机将艾柱一端点燃；找准卡口位置，盖好盒盖，并旋转拧紧，旋转调温盖调节风门大小；将艾灸盒装入艾灸包内，并拉上封口拉链，用小毛巾擦拭局部皮肤，将艾灸包固定在足三里穴位上，留置20分钟。施灸过程中随时观察患者有无不适，防止烫伤，防止艾灰脱落烧伤皮肤或衣物。如患者出现不适应立即停止治疗，通知医生。

②常规护理：饮食宜清淡、易消化，忌食辛辣、油炸等刺激性食物，尤其对于激素喂养的牛肉、鸡肉禁止食用，适量增加黑木耳、粗粮、核桃、黑芝麻、蘑菇、海带的进食。

乳腺疼痛，对患者的生活以及工作带来很大的负面影响，患者很容易出现烦躁、抑郁等不良情绪，护理人员要及时安抚患者情绪，尽量让患者在平和的心理状态下接受治疗，告诉患者治疗良好的案例，增加患者对治疗的自信心，提高治疗配合度。

3. 疗效观察

患者治疗前疼痛分级是 3 级，SAS 评分为 68 分，属于中度焦虑。治疗七天后，疼痛明显减轻，变为 2 级，SAS 评分降为 62 分，属于中度焦虑。经过一个月的治疗，疼痛降为 1 级，SAS 评分降为 51 分，属于轻度焦虑。三个月治疗之后的疗效更加显著，疼痛为 0 级，SAS 评分降为 46 分，患者已无焦虑情绪。中药膏摩外敷辅以艾灸可有效提高乳腺增生的治疗效果，使患者的疼痛度减轻，焦虑情绪得到缓解，心情舒畅（表 6-1-1）。

表 6-1-1　效果评价

量化评估项目	治疗前	治疗第 7 天	治疗 1 个月	治疗 3 个月
疼痛分级	3	2	1	0
SAS	68 分	62 分	51 分	46

4. 讨论

中医将乳腺增生划分为"乳癖"范畴，肝气郁结、气机不畅则致瘀，痰瘀阻滞，聚于乳络，出现肿块，不通则痛，即乳房疼痛。《外科正宗》中："忧郁伤肝，思虑伤脾，积想在心，所愿不得志者，致经络痞涩，积聚成核。"虽然现在学者认为乳腺增生的病因各不相同，但是肝气郁结与冲任失调是本病的主要病机特点。赵利华认为肝郁痰凝是乳癖发病的基本病机和起因，肝郁为本，痰凝为标。肝郁则气滞血瘀，冲任失调，无形的痰可与瘀血凝结形成有形的包块，因此特别强调疏肝、解郁、化痰应为治疗的各个阶段的基本法则，辅以健脾养血、活血止痛、调理冲任等治法。

在中医理论的指导下，临床上形成了多种治疗乳腺增生的中医外治法，外治法具有起效迅速、简单方便、疗程缩短、安全可靠、患者容易接受等明显优势。黄巧等研究表明中药外敷疗法，能够使药物中有效成分透过皮肤直达病灶，从而舒筋活血，改善局部微循环；同时辅以艾灸足三里。艾灸对人体功能的调理具有整体性，通过艾灸足三里，促进气血运行，起到温中散寒、化瘀消肿、疏肝解郁、行气活血止痛、健脾补胃、增强正气及机体免疫功能的作用，从而发挥其防病强身、延年益寿的作用。谭卉妍通过对艾炷穴位配合中药治疗乳腺增生病临床观察分析得出同样的结论，艾灸具有行气活血、消淤散结的功效，可以缓解乳房增生，止痛，调整机体平衡，提高机体免疫力。苏立平研究表明艾灸配合中药治疗乳腺增生患者，辅以恰当的护理方法，可以有效地缓解患者症状，提高治疗效果，同时治疗方法简单，患者依从性较好，值得推广使用。

中医特色护理模式是围绕以患者为中心，以现代护理观、自然观、整体观为指导，将传统的中医护理与先进的护理模式相结合，全面贯彻护理程序而创建的辨证施护的特色护理，在更大程度上实现了优质护理。为了更好地发挥中医护理、养生保健在慢病管理中的优势，建立中医专科护理门诊，通过对患者进行辨证施护，从而为患者提供连续、全面、全程、个性化、安全的专科护理服务。因此，在临床护理过程中要传承中医护理理论和特色护理技术，促进中医护理人才培养，注重中医药技术在护理工作中的应用，促进中医护理的可持续性发展。

二、中药膏摩联合耳穴贴压缓解乳腺增生症疼痛的护理

乳腺增生症是乳腺外科多发疾病之一，尤以 20~50 岁女性多见，以乳房疼痛和包块为主要临床表现，严重危害了女性身心健康。本病属于中医"乳癖"范畴。乳癖的发生与肝气郁滞、脾胃功能失常有关，肝藏血，肝气郁结则气血凝滞，脾主运化，脾伤则痰浊内生，痰瘀互结，经络阻塞，结滞乳中而成乳癖结块，不通则痛则出现乳房疼痛不适。治疗以中药内服为主，但是中药煎煮不便，且口服给药可能发生的肝脏首过效应，以及胃肠道消化液对药物的灭活作用，降低了药物疗效。外治法则通过中药调和外敷于乳腺，透皮吸收进入血液循环，通过皮肤的贮库效应又可以帮助其维持较长时间血药浓度，发挥疏肝理气、活血化瘀、通络散结作用；具有迅速、安全有效、无毒副作用、减少患者痛苦、弥补内治不足等优点，最终达到防病治病的目的。《理瀹骈文》中曰"外治之理即内治之理，外治之药即内治之药，所异者法耳"，是对中医外治法的精辟概括。本文总结 1 例缓解乳腺增生症疼痛的护理方法，现报告如下。

1. 病例资料

患者，女，47岁，于5月27日就诊于我院乳腺科门诊，其主诉两侧乳房胀痛伴有包块半年余。经详细询问后得知患者去年事业变故，待业在家，半年前因生活琐事生气后开始出现右侧乳腺外侧部疼痛与发胀等不适症状，时常困倦，且每月来月经和生气后会加重疼痛。未就医，自行上网查询后口服乳癖消片，一日三次，一次三片，但服药并不规律，有时会忘记服用。患者诉其症状最初吃药时有所缓解，过几日后便时好时坏，慢慢地两侧乳房都出现胀痛、包块，遂来院就诊。接诊医生开具检查，乳腺B超示该患者双乳腺增生，中医辨证后诊断为乳癖病（肝郁痰凝证），建议予患者东方医院乳腺门诊特色中医绿色调护技术，患者同意，于外治室行中药膏摩联合耳穴贴压技术，经3个疗程治疗后，患者诉疼痛缓解。

2 护理

（1）护理评估

1）疼痛评估

疼痛评分采用视觉模拟评分（VAS）法，用0~10cm的刻度尺，量化患者的主观疼痛程度，VAS指数0代表无痛，10代表无法忍受的剧痛。评分越高，疼痛程度越重。该患者疼痛评分为6分，属中度疼痛。

2）乳房肿块

①质地：1分为质软如正常腺体，2分为质韧如鼻尖，3分质硬如额。该患者质地评分为2分。

②大小（最大肿块长径）：0分为肿块消失，1分为肿块大

小≤2cm，2分为肿块大小2.1~5.0cm，3分为肿块大小＞5cm。该患者肿块≤2cm，评分为1分。

③范围：0分为肿块消失，1分为局限在1个象限，2分为局限在2个象限，3分为局限在3个象限，4分为范围达4个象限。该患者肿块范围局限在1个象限，评分为1分。

3）中医症状评估

胸胁胀痛、胸闷不舒、善郁易怒、纳呆、身重倦怠、经行腹痛按无、轻、中、重分别记0、1、2、3分。双乳腺外侧部触之疼痛，自感发胀。胸胁胀痛为2分。

4）患者一般状况评估

患者生命体征平稳，望诊两侧乳房大小不等，触诊肿块成结节状，刺痛不移，且质稍硬，但表面光滑，推之可动，与周围其他组织不粘连，为弥漫性增厚，暂无橘皮样改变。查舌淡暗、苔白腻，脉弦滑。询问患者身高体重，经计算BMI值为28.5，属肥胖。平素饮食偏好辛辣，性情急躁、易怒，身重倦怠，无抽烟、喝酒等不良生活习惯。患者月经史15（4~5）/（30~32），诉月经规律，但经行腹痛，行经时间短，量少，色暗红，伴血块。已婚晚育，两个男孩，诉生产时困难，头胎为剖腹产，哺乳时均困难，发生过乳汁瘀积情况。母亲因乳腺癌去世。

5）心理状况评估

患者因疼痛症状紧张、焦虑，担心病情恶化。经综合评估患者治疗前评分为12分。

（2）护理措施

①护理常规：西医护理为药物对症处理后每隔2~3个月来院定期复查或自查，该患者有乳腺癌家族史，故应密切随访，

以及时发现恶变。指导患者穿着合适内衣，遵医嘱服用雌激素受体拮抗剂和维生素类药物联合治疗。

②中西医结合护理：与西医护理有别，中医护理更注重情志调畅与饮食护理。文献示，针对该病症，中西医结合护理可以获得满意效果。护士予患者五音疗法，向患者普及中医理念，指导其放松心情，改善精神状态。饮食上宜清淡、低脂肪、低蛋白、易消化，忌食咖啡、可可等黄嘌呤食物及雌激素、催乳素含量高的食物。告知患者不健康的饮食习惯，会导致雌激素分泌异常，引起乳腺增生。可选用佛手3~5g泡水代茶饮，或用干玫瑰花瓣6~10g泡水代茶饮，可经常含服金橘饼、九制陈皮。该症病因与内分泌失调有关，故推荐患者遵医嘱应用中药调理，如口服中药逍遥散3~9g，每日三次。

（3）中医特色护理

乳腺中药膏摩的应用：中药膏摩由檀香30g、香附15g、紫苏叶15g、吴茱萸20g、白芷20g、丹参20g、陈皮30g、丁香20g等中药研成细末，以温水（40℃）调膏备用。操作前评估该患者全身情况，询问患者过敏史，慢性史，是否对温度耐受，是否在妊娠期及月经期，检查胸部皮肤，有无破溃、红肿、斑疹等情况；开穴，即选取膻中、乳中、乳根、期门等穴位，将调好的中药膏摩先点涂于选取的穴位之上，施以点、按、揉等按摩手法，按摩1分钟，加快药物的渗透和吸收，发挥按摩和药物的综合治疗作用。以皮肤微红为度，按摩可以加快部分毛细血管扩张速度，增加血管通透性，达到宽胸理气，散结化滞，疏调经气之功效；药膜调制软硬适中，均匀敷于胸部，厚度以0.2~0.3cm为宜，手法轻重适中，完整覆盖整个胸部（图6-2-1）。如患者腋下有副乳，指导患者抬起双臂，暴露腋下，将药物覆盖于副乳上。石膏需覆盖包裹住药膜，石膏有保温塑型、收敛、促进药物吸收的作用，生石灰遇水会放热，起到加热的作用（图6-2-2）。治疗时与患者保持良好的交流，使其放松心情以提高治疗效果；特定电磁波治疗器照射20分钟，特定电磁波照射能持续加热促进乳房局部血液循环，避免单纯外敷药膏出现干、裂的情况。中药膏摩一次治疗时间为20分钟，1个月经周期为1疗程，连续治疗3个月经周期，3个疗程后做彩超检查。经期停止治疗。

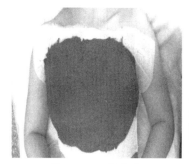 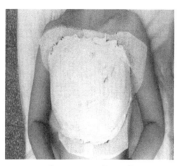

图6-2-1 敷药膜　　　　　图6-2-2 敷石膏

耳穴贴压的应用：该操作起辅助作用，操作前评估患者耳部皮肤，有无过敏史，尤其是胶布过敏史。用75%乙醇对耳部皮肤进行消毒，循环按摩大周天和小周天，调动耳部气血。重点按摩乳腺相关区域。耳穴贴压选穴：选取乳腺、皮质下、内分泌、神门、肝共五个穴位，其中乳腺为该病特效穴。穴位选择完毕后采用75%乙醇对耳朵进行消毒，在穴位上利用胶布贴压王不留行籽，贴压完毕后，嘱该患者利用示指和拇指对穴位进行压按，注意手法要轻柔并逐渐加重，以患者耐受为宜。

4. 疗效观察

通过乳腺中药膏摩联合耳穴贴压的应用，患者自诉经前乳房胀痛明显缓解。本病例患者治疗前疼痛视觉模拟评分量表（VAS）为 6 分，经过 3 个疗程治疗后，疼痛由原来的 6 分降到了现在的 1 分。肿块质地治疗前质硬如鼻尖评分为 2 分，经过 3 个疗程治疗后，腺体质软评分为 1 分。胸肋胀痛治疗前评分为 2 分，经过 3 个疗程治疗后，患者自诉胀痛减轻，经评估为 1 分（表 6-2-1）。B 超结果显示：乳腺腺体厚度减薄。

表 6-2-1　效果评价

量化评估项目	治疗前	治疗后
VAS 评分	6 分	1 分
肿块质地	2 分	1 分
肿块大小	1 分	1 分
肿块范围	1 分	1 分
胸肋胀痛	2 分	1 分

5 讨论

随着人们生活方式的变化，乳腺增生症发病率逐年升高，且发病人群逐渐年轻化，成为威胁女性健康的一大难题。"乳癖"之名最早见于华佗所著《中藏经》，至明清时期论述渐详，《外科正宗》中指出"乳癖"乃"乳中结核，形如丸卵，或坠垂作痛，或不痛，皮色不变，其核随喜怒消长，多由思虑伤脾，恼怒伤肝，气血瘀结而生"。治疗循疏肝理气、活血化瘀、通络散结原则，中药膏摩与耳穴贴压技术均为外治，能够最大程度减少内服药物可能产生的不良药性反应，且中药外治法正是中医绿色调护技术特色之处。针对前者，研制中药膏摩粉末的中药材以檀香、紫苏、白芷、陈皮为君药，性温，归脾、胃经，前三者理气开郁，行气温中，宽胸畅膈，化痰散结，后者治中焦气滞，胃失和降；辅香附针对行经起调经止痛作用；同时配以吴茱萸、丁香温肾助阳散结；佐以丹参活血温经通络。诸药辛温芳香走窜，集疏肝理气、散结通络于一体，可直达病所，缓解患者症状。药物经过透皮吸收，提升治疗有效率，展现了良好的治疗前景。后者选用如下穴位通过王不留行籽贴压以达疗效补充作用，皮质下、内分泌穴位能够调节神经及内分泌功能；神门穴有镇静安神、止痛的作用。刺激神门、内分泌、皮质下等耳穴能调节下丘脑—垂体—性腺轴，可逐步调节内分泌紊乱，消除内分泌紊乱导致的乳腺疼痛，配以耳穴肝以疏肝理气止痛。诸穴合用，通过"协脏腑，调乳络"而达到疏肝理气、通络止痛的目的。两者综合，以最大程度缓解乳腺增生症所带来的疼痛症状，施以症状后，又可通过疗效观察与对患者的长期随访判断短、长期治疗效果，以帮助临床调整用药的增减与耳穴穴位的选择。

综上所述，中药膏摩具有作用迅速、安全有效、无毒副作用、减少患者痛苦、弥补内治不足等优势，遂患者在乳腺增生急性发作期，可以通过中药膏摩联合耳穴贴压相结合的方法来缓解疼痛。但也存在不足之处，如目前临床上对于中药膏摩治疗乳癖的研究文献中多为个人的治疗经验总结，对照的样本病历有限。因此，在今后的工作中，临床上应更充分地利用资源，加强对患者的随访工作，注重长期疗效的观察，遇问题及时处理诊治，做到"以患者为中心"，提高患者满意度，发挥中医护理的特色及优势，推动中医绿色调护技术的长远发展。

附录

一、视觉模拟评分法（VAS）

将疼痛的程度用 0 至 10 共 11 个数字表示，0 表示无痛，10 代表最痛。由患者凭自身感觉自行在刻度尺上标记出代表疼痛程度的数字，具体如下所示。

0 分：表示没有疼痛；

1~3 分：表示轻微的疼痛，不会影响日常活动；

4~6 分：表示中度的疼痛，能够忍受，但是影响日常活动；

7~9 分：表示重度的疼痛，不能忍受，严重影响日常活动；

10 分：表示最严重的疼痛，剧痛，难以忍受。

二、数字分级法（NRS）

由 0 至 10 共 11 个数字组成，患者用 0 至 10 这 11 个数字描述疼痛强度，数字越大疼痛程度越严重。疼痛程度分级标准为：

0 分：无痛；

1~3 分：轻度疼痛（疼痛不影响睡眠）；

4~6 分：中度疼痛（间断入睡）；

7~10 分：重度疼痛（不能入睡或者睡眠中痛醒）。

三、焦虑自评量表（SAS）

焦虑总分低于 50 分为正常，50~60 分为轻度焦虑，61~70 分是中度焦虑，70 分以上属于重度焦虑。

	从无或偶尔	有时	经常	持续
1. 我觉得比平时容易紧张或着急	1	2	3	4
2. 我无缘无故在感到害怕	1	2	3	4
3. 我容易心里烦乱或感到惊恐	1	2	3	4
4. 我觉得我可能将要发疯	1	2	3	4
*5. 我觉得一切都很好	4	3	2	1
6. 我手脚发抖打颤	1	2	3	4
7. 我因为头疼、颈痛和背痛而苦恼	1	2	3	4
8. 我觉得容易衰弱和疲乏	1	2	3	4
*9. 我觉得心平气和，并且容易安静坐着	4	3	2	1
10. 我觉得心跳得很快	1	2	3	4
11. 我因为一阵阵头晕而苦恼	1	2	3	4
12. 我有晕倒发作，或觉得要晕倒似的	1	2	3	4
*13. 我吸气呼气都感到很容易	4	3	2	1
14. 我的手脚麻木和刺痛	1	2	3	4
15. 我因为胃痛和消化不良而苦恼	1	2	3	4

	从无或偶尔	有时	经常	持续
16. 我常常要小便	1	2	3	4
*17. 我的手脚常常是干燥温暖的	4	3	2	1
18. 我脸红发热	1	2	3	4
*19. 我容易入睡并且一夜睡得很好	4	3	2	1
20. 我做噩梦	1	2	3	4

四、乳痛症状体征量化积分表

症状体征	分级标准	计分			
皮肤发红	□ 0 级：无皮肤发红——0 分 □ 1 级：红肿范围 < 3cm——3 分 □ 2 级：红肿范围 3~6cm——6 分 □ 3 级：红肿范围 > 6cm——9 分				
乳房疼痛	□ 0 级：无疼痛——0 分 □ 1 级：触压痛，无自发痛——3 分 □ 2 级：自发痛，呈阵发性——6 分 □ 3 级：自发痛，呈持续性——9 分				
肿块数目	□ 0 级：无肿块——0 分 □ 1 级：1 个肿块——2 分 □ 2 级：2 个肿块——4 分 □ 3 级：≥ 3 个肿块——6 分				
肿块大小	□ 0 级：无肿块——0 分 □ 1 级：肿块最大直径 < 3cm——3 分 □ 2 级：肿块最大直径 3~6cm——6 分 □ 3 级：肿块最大直径 > 6cm——9 分				

症状体征	分级标准	计分	
脓肿数目	□ 0级：无脓肿——0分 □ 1级：1个脓肿——2分 □ 2级：≥ 2个脓肿——4分		
乳房脓肿	□ 0级：无脓肿——0分 □ 1级：脓肿最大直径 < 2cm——3分 □ 2级：脓肿最大直径 2~4cm——6分 □ 3级：脓肿最大直径 > 4cm——9分		
体温	□ 0级：37.3℃以下——0分 □ 1级：37.3℃~39℃——2分 □ 2级：39℃以上——4分		
白细胞计数	□ 0级：WBC < 10×10^9/L——0分 □ 1级：WBC：（$10~12$）$\times 10^9$/L——2分 □ 2级：WBC > 12×10^9/L——4分		
中性粒细胞计数	□ 0级：N% < 70%——0分 □ 1级：N%：70%~80%——2分 □ 2级：N% > 80%——4分		
CRP	□ 0级：正常范围——0分 □ 1级：1倍参考值以下——3分 □ 2级：2倍参考值以下——6分 □ 3级：2倍参考值以上——9分		
总积分			

五、参照《24个专业104个病种中医诊疗方案·乳癖（乳腺增生病）中医诊疗方案》（国家中医药管理局医政司，2012年）

1. 疼痛分级与评分

0级（6分）：无触痛，无自发痛；

1级（12分）：触压痛，无自发痛；

2级（18分）：自发痛，以经前为主，呈阵发性；

3级（24分）：自发痛，呈持续性，不影响生活；

4级（30分）：自发痛，呈持续性，放射至腋下、肩背部，影响生活。

2. 肿块分级与评分

①肿块硬度分级

1级（3分）：质软如正常腺体；

2级（6分）：质韧如鼻尖；

3级（9分）：质硬如额。

②肿块范围分级评分（1个象限按1.5分计算）

1级（3分）：肿块分布范围局限于1~2个乳房象限；

2级（6分）：肿块分布范围局限于3~4个乳房象限；

3级（9分）：肿块分布范围局限于5~6个乳房象限；

4级（12分）：肿块分布范围局限于7~8个乳房象限。

③肿块大小（最大直径）分级与评分

1级（3分）：肿块最大直径≤2.0cm；

2级（6分）：肿块最大直径2.1~5.0cm；

3级（9分）：肿块最大直径＞5.0cm。

3. 全身伴随症状评分

项目	未变	改善	恢复正常
情绪变化	3分	2分	1分
月经异常	3分	2分	1分
腰膝酸软	3分	2分	1分
两肋胀满	3分	2分	1分
瘀血症状（舌质、舌下脉络情况）	3分	2分	1分

六、常用穴位定位

1. 中府穴

定位：在胸前壁外上方，前正中线旁开6寸，平第一肋间隙处。

功效：肃降肺气，和胃利水，止咳平喘，清泻肺热，健脾补气。

主治：咳嗽，气喘，胸满痛，肩背痛。

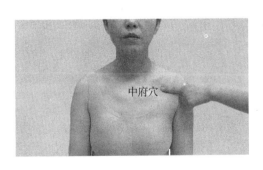

2. 库房穴

定位：位于胸部，第 1 肋间隙，前正中线旁开 4 寸。

功效：宣肺平喘，宽胸泻热。

主治：咳嗽、气喘、咳吐脓血、胸胁胀痛等胸肺病证。

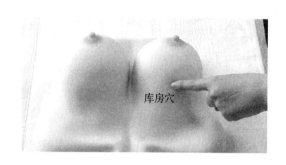

3. 屋翳穴

定位：位于胸部，第 2 肋间隙，前正中旁开 4 寸。

功效：宣肺止咳，清热解毒，祛风胜湿。

主治：咳嗽、气喘、胸胁胀痛、乳痈、乳癖。

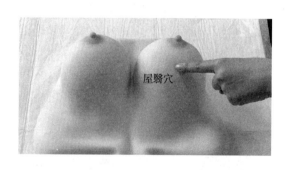

4. 膺窗穴

定位：在第 3 肋间隙，前正中线旁开 4 寸。

功效：宽胸理气，止咳平喘。

主治：咳嗽，气喘；胸胁胀痛；乳痈。

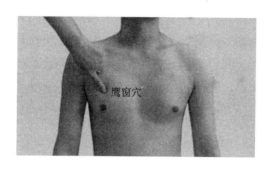

5. 乳中穴

定位：在第 4 肋间隙，乳头中央。

功效：通络活血。

主治：咳嗽，哮喘，咽喉肿痛；乳汁分泌不足，产后出血，月经不调等。

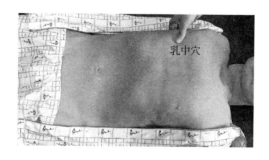

6. 乳根穴

定位：在第 5 肋间隙，当乳头直下，前正中线旁开 4 寸。

功效：通乳化瘀，宣肺利气。

主治：乳痈，乳癖，乳汁少等乳部病患；咳嗽，气喘，呃逆；胸痛。

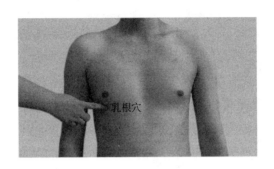

7. 足三里穴

定位：犊鼻下 3 寸，胫骨前嵴外一横指。

功效：调理脾胃，补中益气，通经活络，疏风化湿，扶正祛邪。

主治：胃痛，呕吐，腹胀，腹泻，痢疾，便秘等胃肠病证；乳痈，肠痈等外科疾患；下肢痿痹；癫狂等神志病。

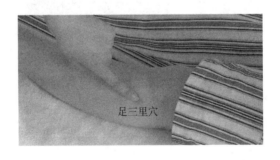

8. 胸乡穴

定位：位于胸部，第 3 肋间隙，前正中线旁开 6 寸。

功效：理气宣肺，通络止痛。

主治：胸胁胀痛。

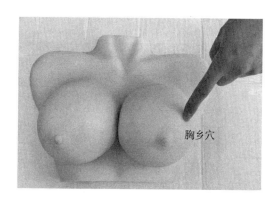

胸乡穴

9. 大包穴

定位：胸外侧区，第 6 肋间隙，在腋中线上。

功效：宣肺理气，宽胸益脾。

主治：气喘、胸胁痛、全身疼痛。

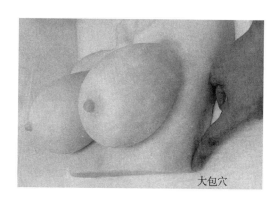

大包穴

10. 少泽穴

定位：小指尺侧指甲根角旁 0.1 寸。

功效：开窍泄热，利咽通乳。

主治：头痛，目翳，咽喉肿痛等头面五官病证；乳痈，乳汁少等乳疾；昏迷，热病等急症、热证。

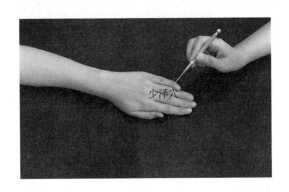

11. 天宗穴

定位：肩胛骨冈下窝中央凹陷处，约当肩胛冈下缘与肩胛下角之间的上 1/3 折点处取穴。

功效：舒筋活络，理气消肿。

主治：肩胛疼痛，肩背部损伤等局部病证；气喘。

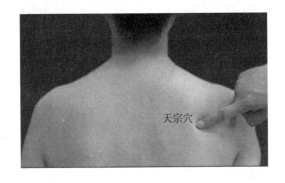

12. 脾俞穴

定位：第 11 胸椎棘突下，旁开 1.5 寸。

功效：健脾和胃，利湿升清。

主治：腹胀，纳呆，呕吐，腹泻，痢疾，便血，水肿等脾胃肠腑病证；背痛。

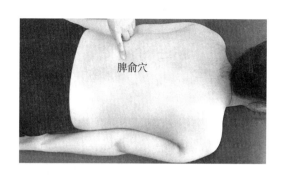

13. 内关穴

定位：腕横纹上 2 寸，掌长肌腱与桡侧腕屈肌腱之间。

功效：宁心安神，理气止痛。

主治：心痛，胸闷，心动过速或过缓等心疾；胃痛，呕吐，呃逆等胃腑病证；中风，失眠，癫狂，郁证，癫狂痫等神志病证；眩晕症，如晕车，晕船，耳源性眩晕；肘臂挛痛。

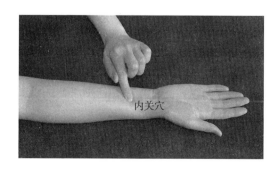

14. 劳宫穴

定位：掌心横纹中，第 2、3 掌骨之间。简便取穴法：握拳，中指尖下是穴。

功效：提神醒脑，清心安神。

主治：中风昏迷，中暑等急症；心痛，烦闷，癫狂痫等神志疾患；口疮，口臭；鹅掌风。

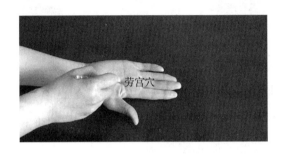

15. 肩井穴

定位：肩上，前直乳中当大椎穴与肩峰端连线的中点。

功效：祛风清热，活络消肿。

主治：颈项强痛，肩背疼痛，上肢不遂；难产，乳痈，乳汁不下，乳癖等妇产科及乳房疾患；瘰疬。

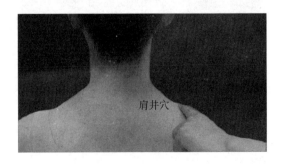

16. 期门穴

定位：乳头直下，第 6 肋间隙，前正中线旁开 4 寸。

功效：健脾疏肝，理气活血。

主治：胸胁胀痛，呕吐，吞酸，呃逆，腹胀，腹泻等肝胃病证；奔豚气；乳痈。

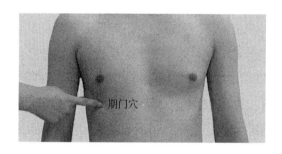

17. 太冲穴

定位：足背，第 1、2 跖骨结合部之前凹陷中。

功效：回阳救逆，调经止淋。

主治：中风，癫狂痫，小儿惊风；头痛，眩晕，耳鸣，目赤肿痛，口歪，咽痛等肝经风热等病证；月经不调，痛经，闭经，崩漏，带下等妇科经带病证；黄疸，胁痛，腹胀，呕逆等肝胃病证；癃闭，遗尿，下肢痿痹，足跗肿痛。

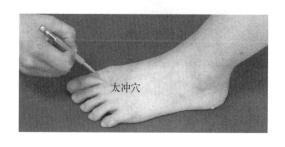

18. 大椎穴

定位：后正中线上，第 7 颈椎棘突下凹陷中。

功效：清热解表，截疟止痫。

主治：热病，疟疾，恶寒发热，咳嗽，气喘等外感病证；骨蒸潮热，癫狂痫证，小儿惊风等神志病证；项强，脊痛；风疹，痤疮。

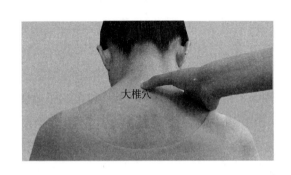

19. 膻中穴

定位：前正中线上，平第 4 肋间隙；或两乳头连线与前正中线的交点处。

功效：宽胸理气，活血通络，清肺止喘，舒畅心胸。

主治：咳嗽，气喘，胸闷，心痛，噎膈，呃逆等胸中气机不畅的病症。产后乳少，乳痈，乳癖等胸乳病证。

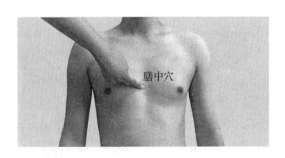

20. 水分穴

定位：前正中线上，脐上 1 寸。

功效：通调水道，理气止痛。

主治：水肿，小便不利等水液输布失常等病证；腹痛，腹泻，反胃吐食等胃肠病证。

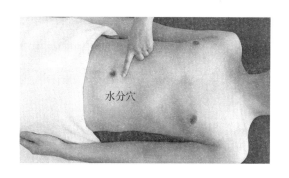

七、常用耳穴定位

1. 耳尖穴

定位：在耳郭向前对折的上部尖端处，即耳轮 6、7 区交界处。

功效：清热解毒、平肝熄风、凉血止痒、消肿止痛。

主治：发热、高血压、神经衰弱、顽固性失眠、头痛、牙痛、眼痛。

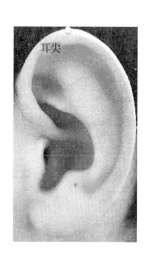

2. 神门

定位：在三角窝内，对耳轮上、下脚分叉处稍上方。

功效：镇静、镇痛、消炎、降压、镇咳。

主治：各种疼痛性疾病、炎症、失眠、多梦、神经衰弱、头晕、干咳、支气管哮喘、精神分裂症、癫痫等。

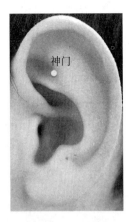

3. 膈

定位：在耳轮脚处，即耳轮1区。

功效：解痉降逆、止呃止呕、凉血、祛风止痒。

主治：膈肌痉挛、荨麻疹、湿疹、痤疮、皮肤瘙痒症、小儿遗尿症、咯血、功能性子宫出血、血小板减少性紫癜。

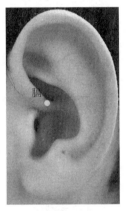

4. 肝

定位：在耳甲艇的后下部，即耳甲12区。

功效：疏肝理气、活血化瘀、祛风明目。

主治：胁痛、眩晕、癫狂、头痛、高血压、月经不调、更年期综合征、目疾、肝胆疾病等。

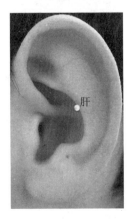

5. 胃

定位：在耳轮脚消失处，即耳甲4区。

功效：和胃健脾、解痉止痛、降逆止呕。

主治：各种胃病、胃炎、胃溃疡、胃痉挛、胃肠功能紊乱、恶心呕吐、呃逆、失眠、牙痛、消化不良。

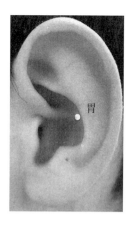

6. 脾

定位：耳甲腔的后上方，胃与脑干连线中点，即耳甲13区。

功效：运化水谷、健脾补气、统血生肌。

主治：腹胀、腹泻、便秘、食欲不振、胃下垂、功能性子宫出血、白带过多、浮肿、肌肉萎缩等。

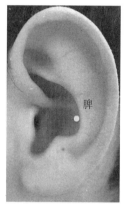

7. 胸

定位：在对耳轮体前部中2/5处，即对耳轮10区。

功效：宽胸理气、通络止痛。

主治：胸痛、胸闷、胸膜炎、肋软骨炎、肋间神经痛、带状疱疹。

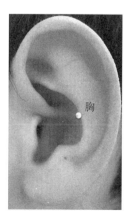

8. 乳腺

定位：胸椎中段6-7椎、与胸穴连线中点为对侧乳腺，与胸肋连线中点为同侧乳腺。

功效：软坚散结、调经通乳。

主治：乳腺炎、乳腺导管增生、乳腺小叶增生、少乳。

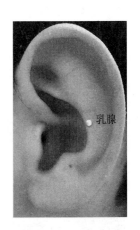

9. 肾上腺

定位：在耳屏游离缘下部尖端，即耳屏2区后缘处。

功效：抗过敏、抗风湿、抗感染、退热、调节血管、兴奋呼吸中枢、止咳、平喘。

主治：风湿病、胶原组织疾病、各种炎症、过敏性疾病、哮喘、咳嗽、低血压、休克、出血、性疾病、血管瘤等。

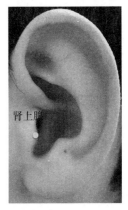

10. 三焦

定位：在外耳门后下，肺与内分泌区之间，即耳甲17区。

功效：理气止痛、补心养肺、健脾益胃、补肾利水、化气输精、通利水道、生津止渴、疏通关节。

主治：便秘、腹胀、糖尿病、浮肿、面瘫、面肌痉挛、牙痛、语言障碍、耳鸣耳聋、上肢外侧疼痛。

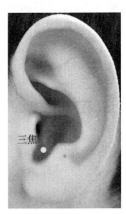

11. 内分泌

定位：在屏尖切迹内，耳甲腔的底部，即耳甲 18 区。

功效：调节内分泌系统各器官的功能、抗过敏、抗风湿、抗感染、调节代谢功能、消肿利湿。

主治：甲亢、糖尿病、消化不良、萎缩性胃炎、水肿、过敏性疾患、风湿性关节炎、皮肤病等。

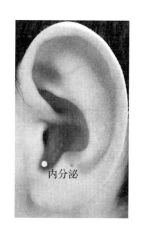

内分泌

12. 脑垂体

定位：在对屏尖与轮屏切迹连线中点，即对耳屏 2、3、4 区交点处。

功效：调节脑垂体功能、抗过敏、抗休克、止血。

主治：侏儒症、尿崩症、垂体瘤、月经不调、功能性子宫出血、阳痿、夜尿症。

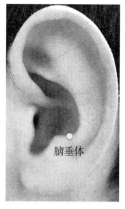

脑垂体

13. 卵巢 1

定位：屏间切迹中点到对屏尖连线前 1/4 和后 3/4 的交点的内侧面。

功效：生殖要穴。

主治：附件炎、更年期综合征、月经不调、闭经、功血、性功能低下、不孕症。

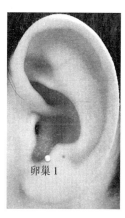

卵巢 1

275

14. 枕

定位：在对耳屏外侧面的后部，即对耳屏 3 区。

功效：止晕、镇静、止痛、止咳、平喘止痒、止吐、明目。

主治：头痛、眩晕、神经衰弱、癫痫（抽搐）、屈光不正、哮喘。

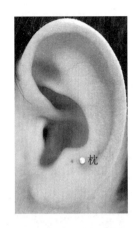

15. 轮 4

定位：在轮 3 区下方的耳轮处，即耳轮 12 区。

功效：消炎、退热。

主治：各种炎症及发热疾患。

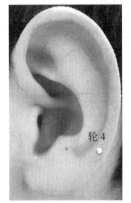

16. 身心穴

定位：在耳垂 7 区中点。

功效：诊断、治疗情绪变化。

主治：忧郁、焦虑不安、神经敏感、紧张。

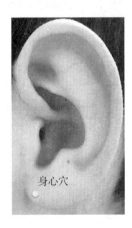

17. 快活点

定位：耳垂背面内侧，身心穴相对应的耳背处。

功效：治疗情绪变化，使人精神振奋，心胸开阔。

主治：神经衰弱、情绪不稳定、忧郁、焦虑不安、精神敏感、易紧张或身体倦怠无力。

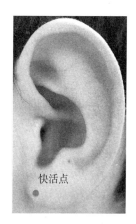

快活点

18. 丘脑

定位：对屏尖内侧直下与耳甲腔边缘交叉处。

功效：调节体温、摄食、水电平衡、内分泌及情绪反应等。

主治：单纯性肥胖症、嗜睡症、水肿、内分泌功能紊乱。

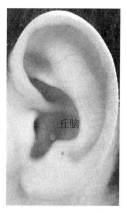

丘脑

19. 神经系统皮质下

定位：在对耳屏内侧面前二分之一下缘中点。

功效：调节大脑皮层兴奋与抑制功能，具有益脑安神、消炎止痛的作用。

主治：大脑皮层的兴奋与抑制失调引起的各种病症：如失眠、多梦、记忆力减退、神经衰弱、情绪不稳定、紧张、忧郁、焦虑、自主神经功能紊乱等。

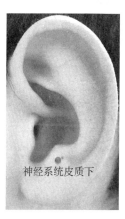

神经系统皮质下

视频二维码

1. 手法按摩排乳技术　　2. 砭石治疗技术　　3. 耳穴贴压技术

4. 皮内针技术　　5. 刺络放血拔罐技术　　6. 放血疗法

7. 中药外敷技术　　8. 中药塌渍技术　　9. 乳腺中药膏摩技术

10. 悬灸技术　　11. 隔物灸技术